いつもこどものかたわらに

細谷亮太

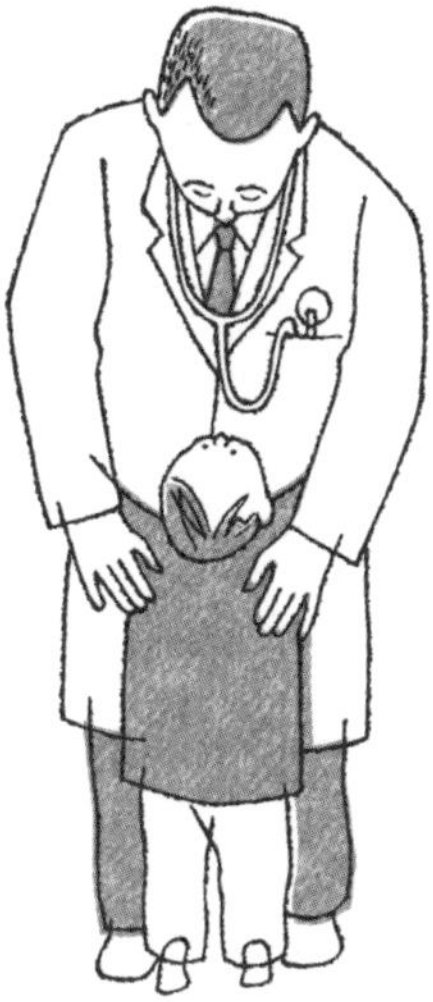

白水社

いつもこどものかたわらに

装幀＝唐仁原教久
デザイン＝白村玲子（ＨＢスタジオ）

目次

Ⅰ　泣けなくなったら、医者をやめる　5

Ⅱ　医人俳人　49

Ⅰ　泣けなくなったら、医者をやめる

十二歳の誕生日は

土曜日の夕方、博多で先輩の退官記念のお祝い会があるはずだった。「絶対に来てよ」と念を押されたのが半年前。しかし、結局人事の都合でやめられなくなり、急に、パーティーが流れた。おかげで私には思いがけない休日がプレゼントされた。

寒かった今年の春も、ようやく調子をとりもどし始め、日差しは文字通りうららか。カミさんも仕事があると言って出かけてしまった。バッハの無伴奏チェロ組曲のCDを、本物の音量ぐらいに大きくして、散らかりっぱなしの自分の部屋を片づける。思い通りに過ごせる一日は、ここ半年ぐらいなかったからしみじみうれしい。お腹が空いて来たのをしおに外へ出る。先日、俳句の友達がほめていた文学座の芝居のことを思い出し新宿へ出てみる。久しぶりに中村屋でインドカリーを食べてから全労済ホールへ。満員である。それでもキャンセル待ちをしたら補助席が買えた。ソーントン・ワイルダー作の『わが町』。

二十世紀初頭の米国東部の小さな町の話である。装置はきわめてシンプルでステージには食卓と椅子のセットが二つだけ。進行係が町の概要とお隣り同士のエミリーとジョージ、その家族の説明をして劇が始まる。善良な両親とご近所の人達に見守られ二人は育ち、恋をして結婚。教会の結婚式の場面は、やがて九年後のお葬式の場面へ転換する。二人目の子のお産でエミリーが死んだのだ。ステージは上手と下手に分かれ、片方には雨の中、埋葬に立ち会う生きている人々、そしてもう一方は椅子に坐る死者達。そこに新しくエミリーが仲間入りをしてくる。嫁ぎ先のお姑さんが彼女をやさしく迎えてくれる。もう一度、生きている人達の所へ帰ってみたいと訴えるエミリーに死者達は口々に「おやめなさい」と忠告する。どうしてもという彼女の願いはかなえられ、一日だけという約束で十二歳のお誕生日につれもどしてもらう。

そこからが、この劇の最大の見せ場になる。この世で流れて行く時間が死者にとってはキラキラ輝いて見えるのに、生きている人達は、それを感じることができない。あきれ果てエミリーは泣き崩れ、早々に死者の群れにもどしてもらう。もどる前に彼女が、「誰も、この時のきらめきに気がつかないの」と嘆くのに対し進行係の男が「ほんの少しの人達は気がついている。例えば詩人とか……」と答えるのである。

様々な思いが胸をよぎり涙ばかりか泣き声をもらすまいと私は必死にこらえた。素敵なお休みだった。

子を思う気持ちに

ふと思いたって『源氏物語』を最初の「桐壺」から通しで読んでいる。

桐壺は更衣という帝の身の回りのお世話をする役で御所に上っていたのだが帝のご寵愛を一身に受け若宮（光源氏）を産む。それだけに後宮内では恨まれ嫉まれて、ついに横死してしまう。

桐壺亡きあと若宮を養育している母君のもとへ帝が遣わした使者に、年老いた母君が恨み言めいたことを述べたあとに、「この様な訳のわからないことを申しあげるのも、子を思うゆえの心の闇ということでございましょうか」と言って泣く。

この「子を思うゆえの心の闇」のオリジナリティが、作者紫式部の曽祖父で堤中納言藤原兼輔にある事は、あまり知られていないかもしれない。兼輔の娘のひとりは醍醐天皇の更衣になっていて、彼は天皇に一首さしあげている。


人の親の心は闇にあらねども子を思ふ道にまどひぬるかな

つい親馬鹿になってしまうのは「子を思うゆえの心の闇」によるものなのだとしゃれたのだ。

その後、曽孫が作品の中で、このフレーズを、こなして使っているのは面白い。親が子を思う気持ちは、日本人の中にそう大きく変わらず万葉時代から今まで伝わっている。たとえば、『万葉集』の中の父親の歌、

銀《しろがね》も黄金《くがね》も玉もなにせむに優れる宝子にしかめやも　　山上憶良

そして母親の歌、

旅びとの宿りせむ野に霜降らば吾が子はぐくめ天《あめ》の鶴群《たづむら》

殊に遣唐使の一行の中にいた若者の母親の歌は、霜のおりるような寒い夜には、どうぞわが子をその温かい羽でもってかき抱いておくれと天を翔る鶴たちにお願いをしていて読者の胸をうつ。男親の客観的な詠いぶりと比べると女親の有難みが伝わってきて、また面白い。

大丈夫な生き方

『「甘え」の構造』という本がある。一九七一年に出版され、硬い内容ながらベストセラーになった。四十年も昔の話だから読んだことのある人は、そう沢山はおられないかもしれないが、この書名だけはご存知のむきは案外と多いかもしれない。日本人の精神構造を「甘え」を軸に分析した、実にユニークな名著である。

著者の土居健郎は聖路加《せいるか》国際病院の神経科から、東大に教授として移出、あちらを退官後顧問として私達の病院にもどり、昨年（二〇〇九年）、八十九歳で亡くなられた。『「甘え」の構造』は土居五十一歳の年に刊行された。

また物心のつかない、話もできない乳幼児が自覚することなしに母親を求めてくる自発的な甘えと、それをやさしく受け入れる母親の気持が、母子一体感のもとであり、精神的に健康な日本人を形づくると、その中に書かれている。

それから十年ほど経って、彼は『癒し人のわざ』（E・J・キャッセル著）を医局の若い医師と共に翻訳した。医者は単なる疾病の治し屋ではなく癒し人たれ、健康とは全能感の恢復である、医療は技術的なものに見えるが、その中に必ず道徳的な次元を含むのだというキャッセルの意見に土居は共感を覚えた。

自然が人を駆り立てて、自然に秩序を与えるために理論を作らせる。けれども、自然は人間の理解によって導かれるものではないとの彼等の見解に六十二歳の私は完全に同意する。その後、七十歳になった土居は『時のしるし』という日記体のエッセイ集の中で、若き日に教えを受けたイエズス会のホイヴェルス神父の思い出について触れている。

神父の話は深い井戸から汲み上げた水のように透明で何のかげりもなかった。それは神父にはすべてのことに究極的必然性などないという真理が見えていたからだろう、と。そして八十歳の時の講演で「心のふるさと」とでも呼べるような、懐しい思い出を持つことこそが、精神的健康を維持するためには必要だと語っている。大丈夫な生き方をしている人生の先輩を、一人また一人と見つけるのは大切なことである。

思い出はニコニコ顔

ある小学校の校医をしている。なりゆきで、この夏、六年生の臨海学校に付き添いの医者として同行して楽しく過ごした。

男女共学のその小学校は最高学年になると全員が沼津へ出かけ、私など懐しさを感じる築百年の木造平屋の寮に四泊し、能力に応じて二千メートル、千メートル、その他の遠泳を行う。

一日目は小手調べ、二日目は級分け、三日目が隊列を組む予行演習、四日目本番、五日目は整理運動の様な日程が組んである。

二日目か三日目から専属の写真屋さんがやって来た。級ごとの記念写真の他に、日常のスナップを撮る。

事務棟だけが二階建の今様のコンクリートで、その二階に食堂がある。食事の席は部屋別で、左右に男女がわかれて摂る。写真屋さんが女の子達のテーブルをまわっているのを何とはなしに眺めていた。やっぱり男の子とは違う。彼女達は口の中に食物が入っていると「ちょっと待って」のサインを出す。そしてモグモグ、ゴックンしてからみんなで極上の笑顔を作ってカメラにおさまる。可愛い。

できあがった写真は二学期になれば配られて、それぞれの子のアルバムに貼られて、大切に持ち続けられるのだろう。ふと思った。五十年後、この子達はどこでどうしているのだろう。

五十年経てば、現在十二歳の彼女達は六十二歳になる。私の年齢だ。六人のグループ写真の子が、六人とも幸福でいて欲しい。だけど、どうだろう。

私の六年生の時の同級生の顔を思い出してみる。無論、元気でそれなりに幸福に暮らしているのが多いのだが、アル中になって事故で死んだのやら、仕事がうまく行かなくなってうつ病になり自殺したのやら、幸福とは言えなかった友達もいる。彼らの顔が先に浮んで来る。しかし、不思議に、みんなニコニコ顔をしている。

私達が「戦争を知らない子どもたち」だからなのかもしれない。この子達が私の年齢になるまで、少なくとも戦争だけはありませぬようにと心の中でそっと祈った。

風に涼しさ

今年の夏はひどい暑さだった。佐賀、熊本で講演をして東京にもどり、翌日に仙台と山形へ仕事にでかけた週末があった。どこへ行っても暑かった。何か絶望感のようなものさえ感じた。年のせいなのだろうかと思ったが、新聞によれば百十三年ぶりの暑さだという。それならば私が辛いと思うのも当たり前だということで少し諦めもついた。

このきびしい夏の間に、「あー涼しい」と自然の風を本当に嬉しく思ったことが二回あった。逆に言えば二回しか涼しさを感じなかった夏は、やはり私にとって記録に残る夏である。

一回は、ホスピス関連の学会で鳥取へ出かけた時に、油照りの中を歩いて畏友徳永進が開いた「野の花診療所」の玄関先に着き、椅子に座って一息ついた時に感じた涼風。もう一回は八月の末に山梨の境川に飯田秀實氏のお宅を俳句の仲間と一緒にお訪ねし、奥の座敷で心のこもった素敵なお昼の膳を、おいしく冷えた白ワインでいただいている時に吹いて来た風。

あとで考えてみると、どちらも「いのち」を感じさせる場所で、こちらの心に「ゆとり」のある時に吹いて来ている。不思議な気がする。

徳永さんが一生の仕事場としているホスピスの玄関先で同い年、同業の私は何かホッとしながらも襟をたださなければならない気分になった。

飯田さんの山廬《さんろ》と呼ばれているお屋敷はお祖父様の蛇笏、お父上の龍太という俳句史上に燦然と輝く二人の巨人の魂の宿っている場所なのだから、昼酒をいただきながらも粛然とした気持になるのは当然である。

かたわらの貼りまぜの屏風に一句、

どの子にも涼しく風の吹く日かな　龍太

が入っていた。やさしさの極みのごとき一句。作者が次女を六歳で亡くされたあとで作られたことを思うと余計に身に沁む。

二〇一〇年の酷暑は私に二回、思い出に残る涼しさをくれた。

かんじんなことは、目に見えないんだよ

今、北海道滝川市に難病の子ども達のための夢のキャンプ場をつくっている。事務棟と医療棟はもう出来上がった。その二つの建物を結ぶ廊下の壁に絵本作家のあべ弘士さんが絵を描いてくれたらいいなとみんなが思っていた。

滝川は旭川から札幌行きの特急に乗って二つ目、三十分少しの所にある。あべさんはご存じ旭山動物園の飼育係だった。それだけではなく、たまたまいろんなご縁があって、この思いがかない、先日一回目の公開ペインティングが実現した。

今回のカンバスは縦一メートル、横二メートル余の厚い白木の合板である。群青色の油絵具が上縁に濃く塗られ、それが布を使って拡げられ雪をかぶった山脈と白い満月が現われた。そしてそのままの布で中間に湖、下方に河が描かれる。中央に二頭の大きな狼の輪郭、川の向こうに七頭の狼の群、湖にはたくさんの水鳥、そのうちの十羽ほどは右上方の冷たい満月に向かって翔んでいる。そして、次に右半分には月を隠すような冬木立、左の遠くに見えていた狼の群も半分は深い林の陰になってしまった。

真中の狼二頭が主役らしい。前を行く黒いのが後の灰色の狼を気づかっている。あべさんはしば

らく全体を見わたした後に白の絵の具で粉雪を降らし始めた。このあたりから私達の仲間のフォーク・シンガー、苫米地《とまべち》サトロ君が活躍する。かねての打合わせ通りに激しくギターをかきならし、あべさんはより激しく絵筆をふるい、大きな大きな牡丹雪を降らせる。

粉雪の間から見えていた素晴らしい寒夜の風景は徐々に牡丹雪に消されて見えなくなってしまう。最後には遠い雪嶺も、冴え冴えと照る満月も、何にも見えなくなって、真中に二頭の狼だけが残り、ギターがジャジャジャジャーンとなって、出来上がり。大拍手。

ギャラリーの中に混じっていた小さな女の子が隣に立っていたお母さんの袖をちょっと引いて、そっと質問しているのが聞こえた。

「ネエ、ネエ、お母さん、どうして、あのおじちゃん、折角描いた絵を白く塗っちゃったの」

ごちそうさまでした

あまり一般的ではないが「レスパイト」という言葉がある。本来は「何か困ったこと、辛くて大変なことから、短期間解放されて息抜きをすること。立ち止まって小休止をする」という意味の英語だが、私達の領域では「施設などが肩代わりをすることで、日常的に家族の介護をする人が得る一時的な休息」を指す言葉として用いられている。

ここ数年、難病や障害を持ち自宅でケアされている子ども達とその家族のためのレスパイトを本腰を入れて考えてみようという気運が専門領域を越えて高まってきた。私もそのうねりの中にいる。

私自身は小児がん治療の専門医として仕事をして来たが、その大もとには大変な目にあっている子どもとその家族のために働こうという思いがあった。六十歳を越えて、また根本に立ち返ることが出来るのはとてもうれしい。

北海道の滝川市に作っている「そらぷちキッズキャンプ」については先に紹介したが、ここもオフシーズンにはレスパイトを必要とする地域の子ども達の施設として使おうと思っている。

先日、奈良にいる友達で神経や筋肉の難病の子ども達を診てきた富和清隆先生を中心とするグループが東大寺の華厳寮を使って親子レスパイトケアの試みを始めるというのでお手伝いに出かけた。

わが子をただの一時預りに出す親などいない。安全で楽しく特別な時間を準備しなければならない。その点、北海道には大自然があり、奈良には千三百年という歴史が醸し出すゆったりとした時間がある。

実際にそこに泊まった難病の子のお母さんにお話をうかがった。言葉であらわし切れない、経験したことのないスピリチュアルな時間だったらしい。

私も一晩、華厳寮でゆっくり眠らせていただいた。翌朝、ボランティアの方々が茶粥を作って持って来てくださった。

運搬の時間も勘定に入れて煮てくださったらしく絶妙の味だった。奈良の歴史と自然の中で、レスパイトケアに最も重要なのは人々の「こころ」なのだと納得しながら、おかわりをかさね三杯もごちそうになった。

日本とアメリカと

今年度の日本小児がん学会で「この子のためにできること――緩和ケアのガイドライン」のお披露目をする。

医療の始まりが「痛くなく苦しくなく」だったということを忘れがちになっている現代の風潮に対して、これで良いのかという問いかけにもなるだろうと思いながら、私がまとめ役をして小児科医、看護師、特別支援学校の先生、大学教授、ソーシャル・ワーカー、それにお子さんを亡くされたお父さんとお母さんの総勢十一人で三年余りの月日をかけて作った。事務局は財団法人「がんの子供を守る会」だが、がんの子のためだけのものではなく、生命が脅かされてしまう難病を持つ子ども達のことを意識した内容になっている。

目の不自由な方達の参加も予想されるので、シンポジウムはガイドラインの朗読から始めることになった。私の友達のドキュメンタリー映画監督伊勢真一さんからの紹介で女優の斉藤とも子さんにボランティアを引き受けてもらった。

それまで彼女のことは、こまつ座の『父と暮せば』(井上ひさし作)の主役として沖恂一郎さんと共演、被爆した娘さんを演じたことぐらいしか知らなかった。伊勢さんが「参考までに」と送ってくれた彼女の著作『きのこ雲の下から、明日へ』（ゆいぽおと）を読んで、ちょっと驚いた。お仕事をしながらソーシャル・ワーカーの勉強をして大学院に進み、広島の被爆者、特に胎内被爆をした人達によりそった研究をしておられる。

そして、この本の中で私は思いがけなく懐しい人の名前に出会って、またびっくりした。原爆傷害調査研究機関ＡＢＣＣが否定し続けてきた体内被爆の影響について、実際に認められるとの記述をした論文が引用してあり、その著者の中に「ストウ」の名を見つけたのだ。ドクター・ワタル・ストウは私のアメリカでの恩師である。

日系二世だった彼は貧しさ故に小学校に入るのも遅れ、医学生の時代に太平洋戦争が起こり、強制収容所に入れられて大学も転校、その後小児科医として広島と長崎のＡＢＣＣに派遣されている。後に小児がん治療学のパイオニアの一人になった彼の三十代の仕事は日本国の子ども達への原爆の影響を調べることだった。

ドクター・ストウはこの上なく優しく、本当に素晴らしい先生だったが、常に淋しそうで悲しそうな人だった。二つの祖国を持ち、一番大変な時代を、大変な場所で過ごしたからなのだろうか。ゆっくりとした老後を過ごすこともなく、一九八一年十二月二十日、七十歳で亡くなられた。

不思議な言葉

『大丈夫。――小児科医・細谷亮太のコトバ――』（二〇一一年）という変わったタイトルのドキュメンタリー映画（伊勢真一監督）が出来た。小児がんの子ども達のキャンプの十年間の記録『風のかたち――小児がんと仲間たちの10年――』（二〇〇九年）の姉妹編とも言えるが、思いがけない副産物のようなもの。十余年にわたる私へのインタビューが、病気の子ども達を経糸《たて》に俳句を緯糸《よこ》にして編集してある。

仲間うちに初公開し、そのあとで一品ずつ料理を持ち寄っての新年会という集まりが成人の日の昼下がりに下北沢のラ・カーニャという西洋風居酒屋であった。

下北沢は渋谷から井の頭線に乗ればすぐの所だから、私の自宅からも遠くはない。でも滅多に行かないし、まして明るい時間の下北沢で会場までたどり着けるかなと不安になりながら山形の「おみ漬け」を抱えて、吉祥寺行きの急行に乗った。

次の停車駅が下北沢。向かい側に座ったオネエさんが、自分の荷物からプラスチックの容器を二個とり出して別の紙袋に入れなおしている。そのうちの一個はどうも煮物のように見えた。

私の第六感がひらめいた。

「この人は絶対に下北沢で降りて、ラ・カーニャへ行く」

果たせるかな下北沢で降りてくれた彼女のあとを私は追う。道は若い人達であふれているし、目標物の移動速度も結構速く、追跡も容易ではなかったが、結局、大正解。迷うことなく私もラ・カーニャに着くことができた。

伊勢さんによれば「大丈夫。」は私の口癖で、診察の後で子ども達に必ず、この「大丈夫。」を言っているらしい。自覚してはいなかったが、映画を観て「なるほど」と思った。「大丈夫。」がお祈りの言葉のように多用されている。

小児がんが全く治らなかった時代から、この領域に関わってきた私が、子ども達に怖くない、怖くなんかないよと安心させながら、自分をも励ましてきた魔法の言葉なのかもしれない。ふり返ってみると恐怖の対象は子ども達の死だった。

映画のあとで伊勢さんと短いトーク。件の女性は一番前に座っておられた。新年会であらためてご挨拶をした。

宝物とお天気

子どもの頃の最初の宝物はビー玉だった。仲間うちではラムネと呼ばれたそのガラス玉はくすんだ青色でラムネの壜の中に使われているのと同じだったが、時に透明のものや、中心部に赤や黄色の模様があり色玉と呼ばれたものもあった。

中で、どれよりも私のお気に入りだったのは超特大のビー玉。ガキ大将から「星出し」というゲームでせしめたもので、表面には歴戦の跡を物語るようにいっぱい傷がついていた。駄菓子屋の店先を探しても、なかなかお目にかかれない、その親分のビー玉を筆頭に特別の選りすぐりだけを弁当箱ほどの大きさの缶に詰め、庭のドングリの木の近くに穴を掘って隠した。そしてご丁寧に宝のありかの地図まで作った。それなのにいつか忘れてしまった。

庭は町の区画整理で無くなり、私の宝物も行方知れずになった。それからも切手やコインが宝物として集められた。今でも宝物集めが好き。

年があけて間がないのに私の宝物に二つ新顔が加わった。

一つ目は小学生の頃に白血病になり、今はもう完治して素敵なレディに変身して外資系の証券会社でバリバリ働いている晶子ちゃんが届けてくれた。一年に一度の外来で暮に来た時に、九十歳を

越しても現役で昔ながらの下駄屋さんをしている甲府のおじいちゃんの話をしてくれた。それに私が、

「懐しいなあ。好きな下駄を選んで、気に入った鼻緒をすげてもらえるのって、まだ有りなんだ」と感想をもらした。お年越しの帰省で田舎にもどった晶子ちゃんから、それを聞いておじいちゃんが今年の仕事始めに私のために下駄をしつらえてくれたらしい。御年始ののしが付いた立派な「作品」が届いた。

二つ目の宝物は傘。実はこれもいただき物である。以前、用事で三重県に行った時に降雨量が年間四千ミリメートルを超える尾鷲にとても丈夫な傘があることを聞いて是非一本欲しいと思って探したものの見つけられなかった。職人さんが高齢になられて、もう作っていないということであきらめた。そのことを伊勢市で進富座という映画館を守っている水野君に、たまたま話したら、二日前に探し出して送ってくれた。十二本の骨のあるとても良い洋傘である。

下駄はお天気の良い特別な日の朝に、傘は土砂降りの特別な日に使い初めをしようと決めて、私の部屋の戸棚の中にしまってある。

無礼者

六〇年安保の年、と言っても読者の多くはまだ生まれていない頃の話だからピンとこないかもしれない。日米安全保障条約の締結をめぐって世論が大きくわれ、学生運動に火が付き、激しいデモが国会を襲い東大の学生、樺美智子さんが、官憲との衝突の中で亡くなった年である。中学生だった私にも大変な事だという認識は有った。そして十年後、七〇年安保の騒ぎの中で大学生活を送った。

若い私達にとって、日本がどのように変化して行くのかは切実な大問題であり、皆が真面目に考え、大学から改革を進めるべきと主張し学長や学部長との団体交渉が続く毎日だった。あの当時の大人は、ずいぶんと我慢強く若い者の非礼なる言動に対処してくれたものだと、この頃、感心しながら懐しく思う。「無礼者」などと一喝された事などもなかった。

今、私は大学を出たばかりの研修医と共に仕事をしているが、彼らの一部が礼儀を知らない振舞をしても本格的に腹を立てることなど無い。若さ故のことで、時が経てば学習するはずだとの確信があるからだ。

しかし、そんな私が先日、折紙付きの「無礼者」に出会った。近くの役所から区の乳幼児健診への協力を頼みたいということで私とほぼ同年輩の責任者がお付きの職員三人を引きつれて病院を訪ねて来た時の事である。

初めて見る顔だったのだが、彼が、自己紹介もせず椅子に座ってしまったので、仕方なくこちらから名刺を渡して初対面の挨拶をした。信じられない事だが、

「あ、名刺を忘れてきてしまって……」

と言ったきりでまだ名乗らない。「無礼者！」と思いながら、

「あなたのお名前と何のお仕事をなさっておられるのか、お知らせいただけますか」

と質問して、ようやくその役所の責任者でSという人物であるという事が判明した。

私は、ひどい仏頂面だったとは思うが、何とか「無礼者」と怒鳴ることだけは我慢できた。そしていくら時が経っても学べない輩もいるのだと驚いた。

それから数日後に五木寛之・梅原猛両氏の対談『仏の発見』という本を読んでいたら、失礼と無礼と非礼が使いわけられている一文に出くわした。調べてみると言動が礼儀にかなっていない事が非礼、礼儀に反する振舞をする事が失礼、礼儀にはずれて相手の尊厳を傷つける事が無礼の意らしい。

私が生まれて初めて「無礼者」と声をあげそうになったのは、この非礼男と自分が同業である事がいちばんの理由のように思えた。

涙

三月の大震災は東北で生まれ育ち、学んだ私にとっては特に大きな衝撃だった。気仙沼の病院にも石巻の病院にも東北大学医学部の同級生がいる。だから、このところ、テレビもラジオもニュースだけしか見ないし聞かない。

八人家族だったのに一人だけが奇跡的に助かった高校二年生の女の子のインタビューがあった。

「一週間、一日中泣いて暮らしましたけれど、もう泣かないことに決めました」

きっぱり語るのを見て、こちらが泣いてしまった。泣いてもいいんだよ、涙は大事なんだからと思いながら。

小児科医になり、治せなかった子ども達のそばで涙をどれくらい流しただろう。非力であることを思い知らされての「くやし涙」、やさしさに触れての「うれし涙」、そして人々の運命のつらさに共感しての「かなしみの涙」。

泣いてはいけないとアメリカ帰りのボスに教えられたのに、我慢ができない、流れ落ちる涙を止められない。

「みっともないな。男のくせに」

と落ち込んでしまう私に、あるお母さんが話してくれた。

「うちの子が息を引き取ったあと、いちばん新米の細谷先生が涙を流しながら、ずいぶん長いこと茫然とベッドサイドに立ちつくしていました。それが親にとって何よりの救いだった」

一緒に働いていたチャプレン（病院や学校などの教会づきの牧師）の佐々木道人司祭が言ってくれたことがある。

「涙を流して泣いたあとに、気をとり直しておいしく焼肉が食えたら、それは上等です」

在日朝鮮人の小説家、評論家で高史明《コサミョン》さんという人がいます。日朝のかけ橋とも思いながら育んだご長男の岡真史君が夏目漱石の『こころ』を読んで共感し、影響を受け、十二歳で自ら命を断った。そんな辛い思い出を持っておられる高さんが教えてくださった。

「涙が流れるのは、向こうにいる死者が、思い出してくださいという記号を送っているからなのです」

もう三十年近くのお付合いの柳田邦男さんが、長年、あたためていてようやく出来た私の、おとなのための絵本『なみだ』の、栞に書いてくださった言葉がある。

「悲しみの体験は真《まこと》の人生の始まりなのだ、と。そう、涙は新しい自分に生まれ変わる道しるべなのだ」

柳田さんも高さんと共通の辛い体験をお持ちだ。

人間、時々、こらえずに泣くべきだ。涙はやっぱり大事です。

神も仏も

キリスト教、厳密に言えばプロテスタントに属する、米国聖公会の宣教師で医師のトイスラー博士が、一九〇二年に東京築地明石町に神の愛を具現化するため小さな病院を建てた。それが聖路加国際病院の始まり。私はここで四十年働いている。なのに自身はクリスチャンではなく、仏教徒なのだから、我ながら不思議でならない。

患者さんの生き死にについて日常、チャプレンとよく話をする。意見が合わずに違和感を持ったことは一度もない。彼らが日本人だからなのだろうかとも思ったが、そうでもない。今、一緒に仕事をしているチャプレンの一人はアメリカ人である。

そもそも私の家、妻がカトリック信者で、四人いる子ども達の二人はカトリック、二人は仏教徒という不思議な家庭を作って暮らしてきたが、その事にも何も問題はなかった。

死んだ父は私と比べたりしては申し訳ないほど真面目な仏教徒だった。毎朝、仏間の仏壇のくらがりの中に並ぶ沢山のご先祖様達の位牌にお線香をあげ、きちんと正座して長い時間、静かにお参りをした。母に言わせれば父は可哀想な育ちで、産みの母とは早く引き離され、何人もの育ての母がいたとか。私と血のつながっている、父を産んだ祖母は敬虔なクリスチャンだった。父は、その人にも戒名を付けてもらい仏壇の中に位牌を並べた。私のところに三人目の男の子が生まれた時にお祝いに来て、是非、一人はお坊さんにしろと真剣に言うのを聞きながら、この人は本物の仏教徒なんだなとつくづく思った。でも父の朝のお参りの最後は、仏壇の上の神棚への二礼二拍手なのだから、これも不思議と言えば不思議だ。その流儀は私に引きつがれ、田舎の家へ帰ったら、私もそんな具合にお参りをする。

草木や鳥獣にも生命や魂が宿っていることを実感し、いろいろな神様や仏様を仲よく同居させる摩訶不思議な日本人の特性はしっかり父から私に伝わってきている。

詩歌

札幌での会議を終えて、同日夜の仙台での集まりに出席するために夕方の飛行機にのった。まだ空の上は明るかったが、厚い雲が下界を覆いかくしていて、青森から岩手の海岸線は見えなかった。それでも私はドキドキして胸が苦しくなった。

仙台空港へ着陸する直前に目にしたのは、なぎ倒されて赤く枯れた松の木の群れ。空港のビルもまだ使えず市内への直通バスも仮停留所から出る。三月十一日の事を、あらためて現実として深く認識する。かたすみに片づけられたガレキを見て俳人長谷川櫂が、俳句を作ることが出来ずにいた期間に作った短歌、

かりそめに死者二万人などといふなかれ親あり子ありはらからあるを

を自分の思いとしてつくづく感じる。

阪神淡路の大地震で何千人もの方が亡くなった時に、かのビートたけしが、「一言で何千人とか言うな。何千件もの殺人事件が同時に起こったと思え」

という意味の発言をしていたように記憶している。名言である。

ところで、なぜ俳人が俳句ではなく短歌で思いをつづることになったのか。彼は「理由はよくわからない。『やむにやまれぬ思い』というしかない」としか語っていない。

私が思うに、日本の短詩は自然と人間が混然一体となった感覚的生産物とでも言うべきものであり、俳句には短歌に比べてその傾向が、より強くみられる。自然と人間が有機的に結合するためには、お互いが思いやり、且つ許し合うという状況が必要であり、今回の地震とそれに続いての津波という自然現象は苛酷に過ぎたため、そのような気分に到るまでには、まだ長い長い時間を要するのだろう。

俳句に比べ同じ短詩の中でも短歌は人間の側の主観的情緒を直接的に表現できるだけに、俳人たる長谷川櫂も、あの時期、自然にそちらの詩型によったのではあるまいか。

ひどい目にあった者同士として山も川も草木も鳥獣も人間も、悲しみの中で自然の現象と折り合いをつけていく過程で、また沢山のすぐれた俳句も詠まれるはずである。

復興のバロメーターとして日本の短詩を見るのも楽しい。

異文化

テキサス州ヒューストンに住んでいたことがある。小児科外来に子どもを連れてくるお父さんの多くはテンガロンハットにウエスタンブーツという恰好だったし、そのうち何人かは本物のカウボーイだった。

ハンバーガー、フライドチキン、カントリー&ウェスタンの音楽に囲まれて暮らした。そんな日常の中で、私が何よりも楽しみにしていたイベントが「寅さん」映画の上映会だった。

郊外の映画館で半年に一度くらい、在ヒューストンの日本人の有志が続けてくれていた行事と記憶している。

映画が始まる。柴又の帝釈天の鐘楼が夕焼の中に浮かぶ、その最初のシーンだけで、もう涙が出て来て止まらなくなるのだった。今でも「寅さん」の名作を観るとジーンと来はするが、風景だけで泣いてしまうことは、さすがに無い。

あの思いは何だったのだろうと、時々、考えてみる。

いわゆる望郷の思いが、異文化の中で暮らすことでつのったのかも知れない。そう私に思わせてくれる出来事が先日、有った。

たまたま覗いた聖路加ガーデンの中の本屋さんで私は『小津安二郎名作映画集』というタイトルのＤＶＤブックを三冊買った。そのまま一週間ほど机の上に置きっぱなしにしていたのだが、ある夜、眠れないままに、第一巻の『東京物語』をパソコンにセットしてスタートボタンを押した。

初めて観る作品ではない。昔々、テレビの名画劇場で放送された時は筋だけを追い、「なるほどね」と思った。しかし、今回はタイトルが消え、主役の笠智衆、東山千栄子の名前が出て来るあたりで威儀を正した。次に尾道の町の風景、東京へ旅行する両親に準備した弁当を渡し、勤務先の学校へ出かける香川京子ふんする末娘が「行ってまいります」と挨拶をして格子戸を後手に閉めるシーンで涙が出てきた。

情景が次に移るまでの展開が、なんともゆっくりで余裕がある。行ったことのない尾道の町並なのだが、物干台がいくつか見えていて、あれって物干台だよなと確かめる時間がこちらに与えられている。末娘が出かける時に大きな声で言う「行ってまいります」。確かに私も子どもの頃に口にした「行ってまいりまーす」。「行って来ます」しか聞かれない現状になっていることを痛感し、涙は今日、私をとり囲んでいる異文化の中でつのった古き良き時代へのノスタルジーによると確信した。

なます皿

ひとまわりほど年上の大事な友達が幾人かいる。そのうちの一人に、お寿司にはまって、というよりもカウンターの向こうに立って握っている職人さん（親方）の生き方に引かれて、様々な作品を書いているノンフィクション作家がいる。早瀬圭一さん。

時折、お誘いの電話をいただいて、お気に入りの店、つまりお気に入りの親方のところで、ご馳走になる。

先日は新橋の雑居ビルの中の、こんなところにこんな良い店がというような所に連れていってもらった。

「面倒臭いオヤジなんですよ、これが」

とさんざん脅かされてから店ののれんをくぐったのだが、私個人としては全く問題のない同じ年代の背すじの伸びたきちんとした親方だった。

親方の雰囲気、お寿司の味、共に楽しめたが、それよりも私がここで再認識させられたのは、日本の食器の機能と、日本人の美意識、食へのこだわりだった。

カウンターの一番端の席にすわった私の目の前には醬油注しと小皿の他に丸いなます皿を小ぶり

にしたような小鉢が置かれた。真ん中におろし生姜が盛ってある。

まず酒の肴に旬の鰹が刺身とたたきで出てくる。

「これは生姜で召し上がって」

と親方、言われる通りに皿の縁が立ち上がっている方の器に醬油を注して食する。うまいと思うのと同時に、この器を使わせようとした親方にというより日本の文化に感心した。

ご存知のように鰹は、さくにせず半身の背の部分をそのままに切るので形も三角で、同じ赤身でも鮪と比べて一切れが厚くて大きい。これは寿司用の小皿では収まりが悪く食べにくい。ところが縁の立ち上がった小鉢は大きさがちょうど、この時期の淡白な鰹の刺身に薬味をつけるのにぴったりなのである。左手でこの器を持って口のそばまで持っていけば大きな口を開いて、大ぶりの一切れを、うまくいただくことができる。

西洋料理を食べる時、器を持ち上げることはマナーに反するとかで、スープの場合はスプーンで、その他はフォークで食物を皿から口まで運ばなければならない。こぼすのは見苦しいと思うと、つい緊張する。その点、日本の器の種類の豊富さのなんとやさしいことか。

ゆっくり口もとまで吸物を届けてくれるお椀、いざ、こぼれそうな物を食べる時には、ご飯茶碗が予防的に下支えをしてくれる。ゆっくりくつろいで食べることを楽しむための先人の工夫に心から感謝した。

文字

田舎のお盆は一月遅れである。今年もお墓参りのために帰省した。旧い家では、それぞれの門に大きな盆提灯をつるす。苗字と家の紋が大きく闇の中に浮かぶ。

わが家から菩提寺までは、ゆっくり歩いて十分ほどの距離である。もうじき寺というあたりで道が大きく右に曲がる。その左側の家の提灯が目にとまった。「圡田」とある。この右肩に点の付く「圡田」君が私の仕事仲間にもいる。彼は四国の丸亀出身のはずだから、この苗字は全国に分布しているのだろう。手書きの時代には何の苦労もなく一つ点を打てば良かったのにワープロが普及して、この点有りの土田さん達の受難の時代が始まった。私の友人の「圡田」君は、あくまで点にこだわっていたら大事な名簿の自分の欄が「、田」になってしまった。

この圡田の点は、土の字と士の字を区別すべく農民が誇りを持って打った点なのだと以前「、田」君から聞いたことがある。

そう言えば私の名前「亮太」の太にも点がある。大の字の右肩に点を打てば「犬」になり、下に点を書けば「太」になる。

不思議だな、そのうちに時間を見つけて調べようと思っていたのだが、なかなか実行に移せずにいたら、本屋さんの店先で『白川静博士の漢字の世界へ』（平凡社）という本を見つけた。天啓と思い早速購入して、調べてみたら「大」「犬」「太」は全く関係なく、それぞれが違った来歴を持っているという。

久しぶりに原初的知的好奇心の満たされた瞬間だった。「大」の字は誰でもが知っているとおり、手足を広げて立つ人を正面から見た形である。「犬」はちんちんした形の犬を横から見た形から来ているらしい。右肩の点は耳なのである。

ならば亮太の「太」の字はどうなのか。実は「太」は「泰」の省略形であり「タイ」と同音を持つ。「泰」は大と収と水との組み合わせで出来たとある。「大」は前述のとおりで人が手足を広げた形、収は左右の手を並べた形、水は言うまでもない。それで泰は水の中に落ちた人を両手で助け上げる形で「やすらか」の意味になり、転じて「ゆたか、大きい、ふとい」の意味に使われるとか。

中国三千年の歴史が日本に伝わり、仮名が作られ、片仮名が工夫された。その豊かな世界をワープロごとき機械に乗っ取られてしまうのは、いかにも口惜しいことにつくづく思った。

おっちょこちょい

小学生の頃の通信簿の「学校生活の様子」の欄に必ず記される一文があった。

「飽きっぽい。根気強さに欠ける。もう少し粘り強さが欲しい」

この指摘が私の心の深くに刻まれ、外科医になってみようかなという望みも、その為に断たれた。

手術の途中で飽きて嫌になったら、それこそ大変なことだという思いがあった。

でも、その移り気少年が、四十年も同じ仕事を同じ場所で大過なくやって来た。

「飽きっぽいのは、持って生まれた性質かもしれないとのご指摘は少々的外れでしたね」と言ってみたいものだと思ったが、当時の担任は、もうとうに亡くなられてしまっている。

根気強さが足りないという点はなんとか改善したものの、よく職員室に呼ばれて注意された「おっちょこちょい」は、まだまだ治っていないなと思うことがある。

「この答案は何だ。確かめ算をちゃんとやらないからだ。裏にマンガを書く時間があったら、もう一度、見直しをしなさい。ここができてれば百点だったのに。おっちょこちょい」

確かめ算は、やってみても面白くなかったので、やらない、そんな子だった。

先日、夜遅くに柳田邦男さんから電話があった。

「今度、新潮社が私の本を文庫にしてくれるんですが、後の解説をお願いしたくて連絡をしました。一週間という急な話なのですが」

「はい、はい、喜んで。必ず締切までに」と言って電話を切った。頼まれたのは『「気づき」の力』という本だ（と思った）。

もう一度、読み返して締切の日までに仕上げて編集部にファックスで送ったら、すぐ電話がかかって来て
「ちょっと、問題があって……。実はお願いしたかったのは『生きなおす力』という本だったのです」

職員室に呼ばれて、おっちょこちょいと叱られた時の事を思い出した。結局、その日の夜に徹夜で書き上げなければならなくなった。

同じ週に亡くなられた先輩俳人の句の鑑賞文を書いていた時にも一つしくじった。芥子《けし》畑の句を途中から茄子畑と勘違いをして書いた。それも編集部から問い合わせが来て気が付いた。

またまた小学校の担任の先生の困り果てた顔が浮かんだ。

「おっちょこちょいという先生のご指摘は、その通り。今もそうです」

ダライ・ラマ

週末の予定を変更して大阪で行われたダライ・ラマ法王十四世の特別講演へ出かけた。

会場は舞洲アリーナ。東京で言えば武道館のような施設で、ほぼ満員の盛況だった。第一部が「ダライ・ラマ法王、般若心経を語る――空から慈悲へ」、第二部が「人生の困難を生きぬく力」、午前十時から十六時までの長丁場。

ご存知とは思うがチベット仏教の最高指導者のダライ・ラマは歴代、チベットの人々を救済するために、この世に生まれ変わって現われると信じられている。

奮発して特別席を手に入れたので、前から四列目の真ん中に座ることになった。壇上にダライ・ラマ法王が登場し、ステージ中央のソファに靴をぬいであぐらをかいて合掌をして、講演が始まる。まず、参加者全員で般若心経を読経する。ダライ・ラマ法王は黄色と柿色のツートンカラーの法衣から右腕を出したおなじみのスタイルで、ゆっくり寛いだ感じで話す。

近所のおじさんが、お風呂あがりに語ってくれているような感じもあるものの、さすが慈悲の菩薩、観音の化身とされているだけあって、話すチベット語が、こちらの眉間から体の中に沁み込んでくるような不思議な気持ちになる。

「私たちはこの惑星への訪問者です。滞在期間は長くても百年。その間に私たちは、いのちを使って善いこと、役に立つことをしようと努めなければなりません。もし、あなたが他の人々の幸福に寄与するならば、あなたの本当のゴールが見えてくるはずです。それこそが人生の意味なのです」

ダライ・ラマ法王の語りは、通訳によって、少し難しい日本語の法話に姿を変える。でも大筋はパンフレットに英語で書かれたメッセージから伝わってくる。

私には、もう一人、是非とも肉声で話を聞きたかった人がいる。マザー・テレサ。残念ながら、かなわなかった。

ダライ・ラマ法王のお話の中で一番心に残ったのは、「教えを聞いたら、考えて、理解し、瞑想し、心にそれをなじませる」という言葉。

マザー・テレサの「迷ったら祈る」と並ぶ名言だと思った。

つめたい風

「泣けなくなったら、医者をやめる」と宣言して働いて来た。もう四十年になる。その間に世の中も大きく変わった。治らなかった小児がんが治るようになった。その結果、子ども達の死が、以前よりもっと非日常的なものになった。

外来で私が「入院してもらわないといけません」と言っても、死ぬのかもしれないと本気で心配する家族は少なくなった。ちょっとした驚きである。

個人としての私に、もっと衝撃的だったのはカルテの完全電子化である。紙が仕事場から消え、レントゲン写真も手にとって見ることがなくなった。コンピューターの迷路の奥の奥まで入り込むことができなければ、データのすべてを手に入れることは不可能になった。

回診の時には迷路の案内人とも言うべき研修医が、目的の場所まで連れて行ってくれるので困ることはないが、自分だけではうまくいかない。大事なところまで行き着けない。患者さんを診ることは、まだまだ若いのには負けないつもりなのに。

院長に頼んで、入院している患者さんの直接の担当を外してもらった。最前線から少し退却した感じがあった。

ひそかに、きっと泣けなくなるだろうなと思った。もう定年まで一年ほど、そろそろ潮時なのだと考えた。

それからしばらくしたある日、十六歳の女の子が、白血病との長い闘いの末に天国へ召された。お葬式は病院のチャペルで行われた。雨混じりの冷たい風の吹くひどい天気の日だった。

その子のおばあちゃんはドイツから日本にお嫁に来た、むこうの人だということは聞いていたが、お母さんを出産したのも、ドイツだったというのは知らなかった。お母さんがご挨拶された。「式場のチャペルまでの途々、母が私に言いました。今日の天気は、まるでお前の故郷、ハンブルクのお天気だと」

直接に彼女を受け持っていなかった私は、チャペルの少し後の席にすわった。それまで、なんとか泣かないですんでいたのだが、生まれ故郷のお天気の話で急に涙が流れて止まらなくなった。その子と、とりとめのない話をした思い出が、次々に思い出されてくる。

もう、そろそろお終いだと思っていたのに、まだ医者でいろということらしい。

おわります

たまに腕時計をし忘れて病院に出かける日がある。すると一日中、落ち着かない気分で過ごさなければならなくなる。父の形見、病院から勤続二十年の時にもらったもの、自分で気に入って買ったもの、何個かある腕時計のうち、どれでないといけないというのではない。ただ文字盤の付いているアナログの時計であれば良いのである。

朝七時半の会議から始まり、夜の会合まで、ほとんど切れ目なく仕事が続く。約束に遅れると持たされているPHSに催促が入る。そう、院内では自分のと病院用のと二個の携帯を持ち歩かなければならない。呼ばれてから行けば良さそうな気もするが、他の人に迷惑がかかるから、それもまずい。携帯にも時計が付いているじゃないかと思われる方もおられるだろう。私はあのデジタル化された時間表示に、どうしても感覚が付いて行かない。

九時までの会議が八時四十分で終わったとする。デジタルの時計を見た私は二十分早く終わったなと思う。ただそれだけである。アナログの時計の場合、短針は八と九の間にあり、長針は八の所にある。当り前の話であるが、ここで私は、八の所にある長針が十二の所まで進む時間、すなわち二十分を分量として感覚的にとらえることができる。九時からの外来までのこの時間に何をしようかと思い、病棟の子ども達に「おはよう」を言いに行ったりもできる。

ただ機械にすぎない時計が、私達と一緒に動いてくれているという感覚は、人間がデジタルの時計を手に入れるまでは、皆が共感することのできるフィーリングだったのだろうと思う。

平井堅さんが歌った『大きな古時計』は、百年以上前のアメリカのヒット曲。私が初めて耳にしたのは中学生の頃、NHKの『みんなのうた』で立川清登《たちかわすみと》さんが歌っていた。アナログ時代の中学生には、ちょっとした感動だった。それがデジタル世代にも受けたのは、とても面白い現象だと思う。

ずいぶん前の私の俳句に、

原爆忌長針揺れてから動く

というのがある。昭和二十年八月六日に広島で、九日には長崎で時計が止まった。そして昨年三月十一日、東北地方で時計が止まった。揺れてから動く時計の長針に私は平和を願って止まない。

〈初出「ミセス」〈文化出版局〉二〇一〇年八月号〜二〇一二年三月号「れっと・いっと・びー」を改題〉

Ⅱ　医人俳人

俳人同様

「カレンダーエッセーのタイトルを決めてくださ い」と担当の記者に言われた。どうしよう。

これまで四十年も同じ病院の同じ小児科で働き続けてきた。小学校の通信簿の「日々の生活」欄に、六年間一貫して「飽きっぽさが目立つ」と書かれ続けたのに。二〇一二年十二月の仕事納めの日が、わたし自身のこの病院での仕事納めになる。よく続いたと自分ながらに思う。

飽きっぽくなんかないんだ、と胸を張れるかというと……そうでもない。途中でやめたというか、お休み中のものが、いろいろある。裏千家のお茶、チェロなどなど。そんな中で医者よりも長く続けているものが一つだけある。俳句だ。祖父も父もやっていた。けれど、下手くそだった。二人とも内科医だったから、小児科医のわたしと職業上の優劣の比較は難しいのだが、俳句については明らかにわたしの勝ちだと思っている。

父よりは間違いなく筋がいいはずだと確信して俳句を作り始めたのが十八歳のころ、師と定めたのは石川桂郎《けいろう》。面白い人だった。かわいがってもらった。おかげで、まだ俳句と縁が切れずに、日本の季節のうつろいを楽しみながら暮らすことができている。

俳句でつながる友達を俳友という。その仲間うちには、専門俳人として、俳句で暮らしている人が数人いる。その一人が「細谷さんも定年になったらハイジン同様」と言ったことがある。聞き返すわたしに「〝俳人〟よ」と彼女は笑った。

俳人同様になるまでの最後の一年、小児科医として思ったことをつづってみたいと、タイトルは医人俳人とした。キジンヘンジンと似ている。

年齢考

わたしの同僚のお母さまで、新聞の投書欄に投稿するのが大好きな人がいる。正論だからなのだろう、よく載る。今回も公務員住宅についての意見を書いたらしい。勝手に書くブログと違い、文章もきちんとしていないとまずいから、編集部は投稿者の姓名、生年月日、住所、連絡先を確かめてから掲載する。

今回めでたく印刷された新聞が配られたのは、くしくもお母さまの誕生日だった。「そりゃすてきなバースデープレゼントになったじゃないか」と言うと、同僚のO先生は困った顔をして「それが母の機嫌が悪くなって大変でした」と話してくれた。聞くところによると、その日は母上の満七十歳の誕生日で、投稿の原稿に六十九歳と書いたにもかかわらず、データから編集部が自動的に七十歳と訂正してしまったらしい。

「本当なんだから仕方ないわよ。生年月日まで向こうさんはご承知なんだから。お母さんが知らせたんでしょ」とO先生が言うと、お母さまは「そんなに正確さが大事なら、生まれた時間まで聞いてほしかったわ。わたしが生まれたのは、その日夜が更けてからです。皆が新聞を目にする時間にはまだ六十九歳だったのよ」と言ったとか。偉いものだと思った。

ところで、わたしもこの正月二日で満六十四歳になった。O先生のお母さま流に、丸々六十四年生きてきたと言えるのは何時何分だったのだろう。何度か聞いたようには思うのだが、試しに田舎の母に電話をかけてみた。

「夕方の六時十分すぎよ」。やっぱり男にはどうでもいいようなことを、女性という生きものはよく覚えているものだとあらためて感心した。

備忘録

一月九日は旗日だった。何の日だっけかなと、ちょっとだけ考えて手帳を見た。「ああ、そうか、今日は成人の日だ。昔の十五日か」などと思うのはわたしが年を取ってしまったからなのか。歳時記を開けると「おとなになったことを自覚し、みずから生き抜こうとする青年を祝いはげます」日として一九四八年に制定されたとある。ハッピーマンデー制度によって、二〇〇〇年に一月の第二月曜に変更されるまでは、十五日だった。

このところ、手帳が備忘録として大事なものになってきていると、つくづく感じる。わたしの手帳の九日の欄には「先負、成人の日」の他に○が印刷してある。満月の印だ。ふっとひと月前の十五夜の日は、皆既月食だったことを思い出す。あの夜、生まれて初めて欠け始めから終わりまで月食なるものを観察した。完全防寒スタイルで、ピーナッツとウイスキーを持って屋上に上がって。

十一時ごろだったか、お月さまが紗《しゃ》の幕の向こうで金色というよりも、いぶし銀のような不思議な見え方をした。わたしは手帳のメモ欄に「皆既月食のお月さまは何かに似ている。何だっけ」と書き留めておいた。

今年になって、ある場所でその答えにたどり着いた。親しい友人数人と病院近くの焼き鳥屋さんで新年会をやった晩のことである。

通いだして長いその店は、先代が亡くなり、息子さんがお母さんと一緒によく頑張っている。昔から、最初の一杯の時に出てくる突き出しは鶏モツのウスターソース煮と決まっている。この中に入っているキンカンと呼ばれる卵が、あの日のお月さまと似ていたのだ。笑わないでほしい。思い付いてうれしかったのだから。

お正月の思い出

正月とは一年の最初の月だということは誰でも知っているが、「お正月」と言った時には少し違ったニュアンスを持つ。

「もういくつねるとお正月　お正月にはたこあげて　こまをまわして遊びましょう」でも感じられるように、さまざまな行事の詰まった特別な期間がお正月と呼ばれてきた。大方の地方では二十日で終わるが、初三十日《はつみそか》としてぎりぎりまでお正月をお祝いする所もある。

小児病棟でも小ぶりのきねと臼で餅つきをした。この道具は十五年ほども前に故郷の町の年の市で見つけて求め、自分で車に載せて運んだ。今までずいぶん活躍してくれたので、きねの先がすり減って、けば立ってきた。若い保育士さんが「こんなのでお餅をついて、木くずが混じったりしたら大変」と言うので、ナイフで削ってあげた。捨てられかねない勢いだったから。

故郷の山形ではつきたての餅を小さくちぎって納豆にからめた納豆餅としてよく食べる。大根おろしの搾り汁をかけ、きざみネギ、おかか、ユズなどを好みで散らす。子どものころに近所から届くつきたての餅には、時々木くずが混じっていた。「一生懸命ついたからだ」とまわりの大人は説明してくれたもんだ。そんなものなのだろうと思い、かみ当てたきねの破片をかえって好ましいものと思った。

以前、どこかでタイのかぶと煮をごちそうになった時に、大きな釣り針が骨と一緒に残った。板前さんが「すみません。注意はしているんですが」と言いながら、わたしの魚の食べ方をほめてくれた。天然物だからこその釣り針である。ゆったり安心して物を食べることのできる時代に育って、わたしたちの世代は幸福だった。

初めての賞

履歴書を出してくれと言われて書くことがある。姓名、生年月日、住所、学歴ならびに職歴などの次に賞罰の記入欄が続く。わたしの場合、もちろん「なし」と書くのだが、もしウチの病院の日野原重明理事長なら、ここに「文化勲章受章」ほか、いっぱい書くことがあってスペースが足りなくなるのだろうな、と思ったりする。

死んだ父が、「学校保健功労賞」をもらいがてら、珍しく母を誘って旅行に出かけたことなども「なし」を書きながら思い出したことの一つだ。

それがこのたび、賞罰の欄に書いたらチョットいいかもしれない、すてきな話があった。

なんと、わたしが出演したドキュメンタリー映画『大丈夫。――小児科医・細谷亮太のコトバ――』が「二〇一一年第八十五回キネマ旬報ベストテン」の文化映画部門で第一位になって作品賞をいただけることになったと、いせフィルムの伊勢真一監督から電話をもらったのだ。

日本映画部門は新藤兼人監督『一枚のハガキ』、外国映画部門はロマン・ポランスキー監督『ゴーストライター』。それらと並んで表彰されるのだから、とてもうれしい。

伊勢監督たちに小児がんの子どもたちのキャンプを十年間撮り続けてもらい、映画『風のかたち

―小児がんと仲間たちの10年―』（二〇〇九年）ができた。今度の『大丈夫。』は、その間にこの世を駆け抜けていった子どもたちへの、希望に満ちた鎮魂歌的作品だから、余計にうれしい。エンドロールに出演者としてわたしの名前が出る。ぜひ、表彰式へ出かけなくてはと思っている。もういない子どもたちを背負って。

忘れ物

ＪＲ東京駅に遺失物係の部屋がある。今まで何回かお世話になっているので手順も全部分かっている、と思ったのがまずかった。あそこは五日間だけしか預からないことを知らなかった。

「マフラーですか。もう飯田橋にある警視庁の遺失物センターへいってますよ。特に目立つような色合いだったら見つかるかもしれないけどね。黒でしょ。難しいかも」

仕方がないから諦めて引き揚げることにした。ここへ寄るために、大阪からの帰りの電車を一本早くしたのをカミさんに伝えていないことに気づいた。

電話しようと思ったのだが、今度は持っているはずの携帯電話がどこにもない。ということは、先刻の新幹線の中に忘れてきたということだ。

「すみません。携帯電話を忘れたんですが……」

「あれ、お客さんの忘れ物はマフラーじゃなかったっけ」

まるで落語のようなやりとりだ、とわれながらあきれつつ、感心してしまった。

「何日の何時の電車なの」

「たった今着いたばかりの大阪からの新幹線です」

「今さっきならまだ届いてないよ。走ってホームに戻って、事務室に聞いてごらん」

息を切らしながら、改札口の駅員さんに事情を説明した。携帯電話の種類と、付いているストラップについて知らせる。親切な駅員さんだった。

「それっぽいのが、あるようです。ホームの真ん中あたりに事務室がありますから」

あった。良かった。日本は何て良い国だろうとつくづく思う。小学生の時、ランドセルを忘れて学校へ行ったことを急に思い出した。

駅伝

日曜日は河北町にある実家で地域の子どもたちの診療をしている。内科医だった父が残した診療所である。

昼食は今年八十八歳になる母が準備してくれて、一緒に食べる。食卓のそばにはテレビがあるが、わたしが食事中のテレビを嫌がるのを母も知っていて、つけない。しかし、例外がある。駅伝とマラソンの中継だ。この時だけは、食事中のテレビも不思議と気にならない。

一月は駅伝月、二月はマラソン月である。全日本実業団対抗、箱根、都道府県対抗女子、そして男子と、一月は毎週のように大好きな駅伝中継を見ることができた。そこで、疑問に思ったことが一つある。

特に一区間の距離の短い都道府県対抗駅伝で感じたのだが、タスキをリレーする時のルール、あるいはマナーはどうなっているのだろうということ。先に中継所に入ってくるランナーから順にスタート地点に立たせるよう係員が気を使うとか、倒れ込むランナーは必ず右手か左手に向かってフィニッシュするように前もって決めておくとかしないと、ランナー同士の接触、衝突は避けられず、極めて危険である。実際、ハラハラさせられる場面が多かった。

駅伝は日本発祥の競技らしい。始まりは一九一七年に行われた京都・三条大橋から東京・上野不忍池までの「東海道駅伝徒歩競走」とか。トラックのリレー競技よりも歴史が浅いから、ルールの整備が甘いのかと思って調べてみると、陸上競技としてのリレーの起源も一八九三年の米国で、そう大きな違いはなさそうだ。

チームの名誉を背負ったランナーがけがをせぬように、みんなで考えないといけない。

歯痛

子どものころから歯医者さんが嫌いだった。嫌いというより怖かった。

特に痛みに弱いというわけではないのだが、いつ、どのぐらいの痛みが襲ってくるのか予測できない状況の中でじっとしていることが、とても我慢できないのだ。

世間体というものもあるので、大人になってからは必要があれば平静を装って歯医者さんの椅子に座るようになったものの、診療室の反対側で泣いて暴れている子どもがいたりすると、そばに行って「怖いよね。一緒に逃げちゃおうか」と言ってあげたい気分になる。

だからこそ、数か月に一度の歯のチェックとクリーニングは欠かさずに行っている。先日、以前から診てもらっているクリニックで、それをやってもらった四、五日後から右の上の奥歯がかみしめるとひどく痛むようになった。予約をとって診てもらいに行った。予約日まで痛みはなんとか我慢した。

医者なのに痛み止めを使うのが嫌なのだ。ひどいじんましんが出たことがあるから。

歯の根のあたりが化膿《かのう》しているとかで、その処置をしてもらった。麻酔をしなかったのか、効かなかったのか、死にそうに痛かった。それから三日三晩、眠れないほどの痛みと闘うことになった。

頼んでみたが、診てもらえるのはまだ先である。耐えられなくなって友人の歯科医にわけを話したら、すぐ麻酔の処置をしてくれて「痛み止めをしっかり使えば明日にはよくなる」と言ってくれた。おそるおそる鎮痛薬を使ってみると、これがよく効く。

痛み止め、恐るべし。いまさらながら思った。医者ともあろうものが、と言われそうな話。

早春

立春の後、二月の終わりまでを早春と呼ぶ。暦の上でこそ春だが、一年で一番寒い時期かもしれない。この時期の寒さを余寒という。重い病気に耐えてなんとか春を迎えた子どもたちにとって、この寒さはこたえる。同じ日に二人の患者さんに亡くなられたことがあった。

ひとつ身に通夜の重なる余寒かな　　嘵々

春なのに春が待ち遠しい。それは子どもたちとて同じである。

先週の外来で、もうじき小学生になる男の子が聞いてきた。

「先生、この近くの公園でユズの木のある所、知らない？」

「ユズかあ。目黒にある先生の家のご近所には、いっぱい実のなっているユズの木があるけど。どうして」

「ユズの仲間だったらいいんだよ。ミカンでも、チョウチョが卵を産んでいるはずなんだ。それがほしい」

「この辺りではミカンの木も夏ミカンの木も見ないなあ。どんな種類のチョウなんです?」

横にいるお母さんに聞いてみると、アゲハチョウのようだと言う。

「分かった。先生もこの辺りを探険してユズの仲間を見つけてみるよ」

「ありがとう。見つかったら教えてね」

家に帰ってからアゲハチョウについて調べてみた。卵からイモムシになり、サナギになってチョウが生まれるまでのサイクルを、東京近辺のアゲハチョウは一年に三回繰り返すらしい。サナギで冬を越すことが多く、早々と出現したアゲハチョウが今年一番の卵を柑橘系の木に産み付けるのは、早くて四月中旬ごろのようだ。

彼はもう一月半ほどじっと待たなければならない。その間に、なんとかこの辺りでユズの木を見つけてあげよう。

あいさつのしぐさ

わたしどもの病院の理事長は、あの「百歳の日野原重明」氏だ。理事長はあいさつの時に、よくハグをする。抱きつくのである。百歳のお祝いのパーティーでも、たくさんの人がハグされた。わたしは締めのスピーチで、ハグされる人は〝寿命〟を吸い取られないようにご注意を、とおどけた。理事長もニコニコ。こんなブラックジョークが通じる百歳は、そういない。ハグする百歳は、もっと珍しいかもしれない。

日常の診療の中でも、日本人のあいさつの仕方が少しずつ変わっているのを感じる。

赤ちゃんが「こんにちは」のおじぎをしたり、「さよなら」の意味で手を振ったりし始めるのは一歳前後からである。

健診が終わって、「おりこうだったね。じゃあ、バイバイ」と手を振ると、「うちの子はバイバイじゃなくて、タッチでさよならなんですよ」と言うお母さんが、近ごろ多い。

タッチというのは、ホームランを打ったバッターが引き揚げてベンチの控えの選手と手のひらをパチンと合わせる、あれである。親近感は、より強く感じるはずだ。

でも、個人的にはタッチで「さよなら」をするよりも、手を振って別れを惜しみたい気がする。

その方が余韻も楽しめるのに、と思うのは年を取ったせいだろうか。

そういえば、最近、私自身、握手をすることが多くなった。男の人と握手をする時と、女の人と握手をする時には、それぞれにエチケットがあると教えられた。男との握手は力いっぱいがっちりと、ご婦人との握手は、相手の四本の指（親指以外）をそっと握るのが礼儀なのだそうだ。

ネーミング

林望さんの『謹訳　源氏物語』（全十巻）をゆっくりゆっくり楽しんでいる。昨年のうちに一、二巻は読み終えた。今年初めに三巻から七巻までをまとめて買ってきたのだが、時間にゆとりのないまま三月になってしまった。ひと月に一冊は読み進めたいものだと思い、ようやく三巻目にとりかかった。

須磨、明石、澪標《みおつくし》と帖《じょう》は進む。源氏五十四帖のすべてが、とても雅《みやび》な名前を持っている。だからこそ、後の公家に仕えた女官たちが、仕事上の名前を選ぶ時に、これとかかわるネーミングをしたのだろう。いわゆる源氏名である。

その後、江戸の遊廓の女たちが源氏とはつながらない源氏名を使うようになり、今や水商売や風俗店で働く人が職場で使う、とても雅とは言えない名前も源氏名と呼ばれている。

先日、病気の子のキャンプについて取材に来た記者のうちの一人が前日にお父さんになったという話から、赤ちゃんの名前のあれこれが話題になり、結構盛り上がった。お嬢ちゃんだそうである。

もう一人の記者によると、最近の女の子の名前と風俗店で働いている女性の源氏名のベストテンが極めて近くなってきたという。本当なのかどうかは知らないが、そうかもしれないと思った。

近ごろ、赤ちゃん健診をやっていると、そんな風情の名前の子がやたらと多い。そして全員の名前が読める日は、まずない。辞書を引いても、逆立ちしても無理。

新米のお父さんには、ぜひ誰もが読める名前で、その子が成長してからも本人が良い名前だな、と思えるようなネーミングを勧めたい。

堅雪渡り

雪国育ちでないと「かたゆき」がどんなものなのかピンとこないかもしれない。「堅雪」というのは冬の間に積もった雪が春になって少しずつ消えていく中で、夕方から夜間、また早朝にかけての冷え込みによって表面が凍り付き、堅くなった状態をいう。俳句の中では早春の季語である。

宮沢賢治に、キツネの幻灯会に招待された兄弟と子ギツネの交流を描いた『雪渡り』という作品がある。その冒頭は次のようだ。

「雪がすっかり凍って大理石よりも堅くなり、空も冷たい滑らかな青い石の板で出来ているらしいのです」

先日、山形の実家に帰ったら、駐車場の周囲に二、三メートルの高さにかいた雪が積み上げられていて、地面の見える駐車のスペースがさながら盆地のように見えた。

翌朝早くに出てみると、風に飛ばされてきて積もった数ミリの新雪がその雪のミニ山脈を覆い、キラキラ朝日に光っている。ゴム長靴をはいて歩いてみると、懐かしいことに完璧な堅雪だった。

さっそく、てっぺんまで登って尾根歩きをやる。ちょっとジャンプしてみてもビクともしない。まだ冷えが厳しいから、前日の夜更けにはもう堅雪になっていただろう。そんな夜には、その上に立って森の上の星を見たものだ。

かたゆきをふみ　ふるさとの森の星

十年ほど前のわたしの句。朝、登校の時間には田も畑もカチンカチンの真っ平らだから、小学校まで一直線の近道をすることができた。校舎の向こうに小さく見える朝日山系の山脈を見ながらの堅雪渡りを思い出しながら、面白がって数往復しているうちに、患者さんの車がもう来た。こちらを不思議そうに見ている。堅雪渡りも、もうおしまい。

水温む

犬にやる水汲めば水温みをり　　暁々

いつも暮らしの中に犬がいた。この句はわたしが最後に見送ったビーグルのミックス犬のナディアと近くの駒沢公園に散歩に出かけた時の句である。

水飲み場の蛇口から、手ですくって水をやった。その時に、つい先日までの水道水の冷たさとは違う温度を感じた。もう春なんだよねと思ったのだ。

もともと、この「水温《ぬる》む」という季語は、ようやく寒さが遠のき、川や沼の水が少し温かくなる様子を示している。

子どものころ、雪が解けて小川が音を立てて流れるようになると、いよいよドジョウやフナが獲れるぞと喜んだものだ。

今の日常で「水温む」を感じるのは、やはり水道の水で手を洗ったりする時。わたしの診察室には、外の生け垣が見える大きな窓があり、その窓のそばに手を洗うためのシンクがある。春の日が、明るく木立と生け垣の緑を照らしている日などに、流水で手を洗いながら、川や沼の水も少しずつ温かくなってきているのだろうなと思う。

これは、人間が高級な脳の働きで感じる季節の移ろいである。本能で暮らしている動物の場合は、もっと脳の深い所に日照時間の長さや気温の上昇が直接働き掛けて、彼らなりの春っぽい行動をとる。

聖路加国際病院の小児病棟には、隔週の木曜日に日本動物病院福祉協会の方たちがお見舞い犬と一緒に遊びに来てくれる。わたし自身も、賢そうなゴールデンレトリバーやシーズーとじゃれあうのを楽しみにしている。

「何を考えているのですかね」とリーダーの獣医師に聞いてみた。

「今のことだけですよ」。おりこうに見えても、犬ってそんなものなんだ。

靴下の穴

ようやく暖かくなってきた。たまには素足にスニーカーで歩いてみようかなと思う日がある。冬に活躍してくれた厚手の靴下は箱にしまわれて、クロゼットの奥で休憩に入った。

その中でポカポカに暖かくて一番お気に入りの一足は、酷使のせいでつま先とかかとが全体的に薄くなり、今にも穴が開きそうな具合になっていた。

以前、花巻に講演をしに出かけた時に、自分でヒツジを飼って糸を紡いで織物をしているという地元の方にいただいた、手製の靴下である。もちろん、色は生成《きな》りのベージュ。

学生時代に大事に着ていた、これも同じ色のセーターのことを思い出した。これも愛用のしすぎで、両肘のあたりが今度の靴下と同じ様子になった。

結局、母に頼んで茶色のバックスキンのエルボーパッチを当ててもらった。あのセーターはどうなったのだろう。

最近の衣類は昔に比べて繊維が丈夫になったのか、穴が開くということが少なくなった。でも合成繊維でないものはやっぱり使うと擦り切れる。

ある程度の枚数を取り換えながら使うしか方法がないのだろう。

靴下の穴については、忘れられない思い出がある。中学生のころに、修学旅行で福島の猪苗代湖に行った際、近くの野口英世博士の生家に寄ったことがあった。

博士が幼いころにやけどをしたいろりなどを見学し、感心した後で、展示してあった穴の開いた靴下に出合った。

当時の大変な暮らしぶりがわかるものだとはいえ、思春期真っただ中のわたしには、偉くなりすぎるとこんなものまで陳列されてしまうのだと複雑な気分になった。

初桜

ご先祖が福島県会津地方の出身であることを何よりも誇りにしている同僚がいる。十年くらい前のこと、「この写真の左端に写っているのがわたしの母方の祖父です」と言って、地方の新聞の切り抜きを見せてくれた。

昭和三（一九二八）年に京都・黒谷の金戒光明寺《こんかいこうみょうじ》で撮影された、六十人余りの集合写真である。皆の顔が驚くほど鮮明だ。三段抜きの大きな記事で「新島八重が慰霊祭出席、墓参、京都に写真保管」との見出しが付いている。

当時、彼のおじいちゃんは京大の医学生だったらしく学生服姿。隣に紋付きを着たおばあさんが三人、きちんと椅子に座っておられる。

その三人目が、次のＮＨＫ大河ドラマ『八重の桜』の主人公、新島八重であるとキャプションが付いている。八重は会津鶴ヶ城で官軍と戦い、後に新島襄と結ばれるなど、劇的な生涯を送った。たまたまのことだが、わたしが出演したドキュメンタリー映画『大丈夫。』の上映とトークショーが京都シネマで予定されていて、写真を見せられたちょうどその日に京都へ出かけた。夕食後に祇園のバーで飲んでいたら、仲間のうちの一人が「自分が将来入る墓は黒谷にある」と言うので、翌朝、早起きをして仲間三人が連れ立ってその墓参りに行った。

もちろん、会津藩殉難者墓地にも行き、手を合わせてきた。会津藩士千人が、ここ黒谷に駐屯して、五年ほどの間に二百数十人もの若者が戦死している。

彼らはどんな思いで故郷を離れ、どんな思いでこの世を去ったのか。

三百坪ほどの会津墓地には桜の木がたくさん植えてある。今年の開花は少し遅れているとのことだったが、わたしは今年の初花を死者たちと一緒にここで見た。ウグイスも上手に鳴いてくれていた。

春の嵐

わたしの故郷、山形では、梅、桜、桃、リンゴ、梨と、それほどの間なしに、あるものはほとんど同時に花を咲かせる。

しかし、しばらく東京に住むうち、梅の花が終わり、ゆっくり桜を待つというリズムに慣れてしまっていた。それが今年の春は様子が少し違い、梅と桜が続いて咲いた。

桜のつぼみが膨らみ始めたころに、あの春の嵐が吹き荒れて、少し残っていた梅の花をきれいに散らし、いよいよ桜の番となった。今年の桜はどれほどもつのだろうか。

大嵐の夕方、聖路加国際病院の礼拝堂で小さな追悼会があった。昨年暮れ、朝の自主練習中に急死したサッカー少年の友人とその親御さんが集まった。彼は生きていればこの春中学二年生。亡くなるひと月前に幽《かす》かな予兆があった。運命のいたずらとも思うが、彼のお父さんは内科医だった。

お父さんが主治医として、さまざまな検査をしてみたが何の異常も見つからず、心配しながら、再度同じことが起こったら精査を、と思っていた直後に悲劇が起こった。

聖路加で生まれ、三歳までわたしが赤ちゃん健診をしていたご縁で、悲嘆のどん底のご両親と話した。まだ若いお父さんの苦しみは、同業故に痛いほどよく分かった。どうしようもないこと、不条理の極みが世の中には、たまに起こる。チャプレン（病院付きの牧師）と一緒に「あの世へ行って面倒をみてあげたい」というお父さんの話を聞き、天国と極楽の生活について思っていることを話した。現世のわたしたちこそがつらいのだ、何とか辛抱しようと。

その結果、ご両親は現場に居合わせた友人たちのことをとても心配し、「ぜひ集まりを」というお願いがあって、嵐の夕方の会が実現。思ったよりたくさんの子が来てくれた。サッカー少年の笑顔の写真を前に、それぞれの子の黙禱がずいぶん長かったのが印象的だった。

入学式

四月十二日の木曜日に、わたしたちの病院の院内学級（つばさ訪問学級）の入学式が行われた。今年は新一年生が二人もいるということで、百人収容できる二階のホールを使わせてもらうことにしたらしい。

保護者席も設けられ、小児科医二人がバイオリン、保育士がピアノで景気をつけて、まず新入生入場。校歌斉唱の後、校長先生のお話があり、在校生代表の歓迎の言葉と歌、新入生紹介とあいさつ、歌が続いた。

病院では時に生意気なことを言う六歳の男の子と女の子が、それぞれによそゆきのお洋服を着て晴れがましく皆の祝福を受けて緊張しているのを見ると涙が出てくる。

自分の家に子どもが四人もいたのに、お父さんであるわたしは病院の仕事が忙し過ぎて、小学校の入学式は一度も参加してやれなかった。そんなことにふと気が付いた。

わたしのただ一人の俳句の師である石川桂郎に、

入学の吾子人前に押し出だす

という句がある。どうにかして出てやるんだったな、と悔やんでも後の祭り。もう四人の子どもたちも、それぞれ親になってしまった。

今どきの小学校の校歌はなかなかすてきだ。つばさ訪問学級の属する東京都立墨東特別支援学校のそれもニューフォーク風だ。

在校生が歓迎の気持ちをいっぱい込めて歌ったのは『友だちはいいもんだ』（岩谷時子作詞、三木たかし作曲）。

歌詞の中には「みんなは一人のために」「一人はみんなのために」というわたしの大好きな言葉が出てくる。

新入生は『にじ』（新沢としひこ作詞、中川ひろたか作曲）でお返し。この歌には「きっと明日はいい天気」という、うれしい祈りの言葉が入っている。

フキノトウ

カミさんが泊まりがけの同窓会で留守の土曜日、たまたま夕食前の時刻に帰宅することになった。久しぶりだから近所にあるすし屋のおやじさんの顔でも見てこようと、散歩を兼ねて出かけてみた。

「こんばんは」

「おや、電話もなしで珍しい。どうしたんです」

「今日はカミさんがいない」

「あらら、お隣さんと同じだ」

隣の席で、同じ年頃のおなじみさんらしき男性がつまらなそうにビールを飲んでいる。

この店の酒のさかなはひと工夫してある。この日も、おやじのお手製らしきフキノトウの佃煮が出た。うまく作るものだ。真っ黒なのに緑の野原の味がする。

その翌日、例のごとく日帰りで山形まで診療に出かけた。今年は大雪だったので、まだ日陰には雪が残っていたが、庭にいっぱいフキノトウが出ている。玄関に入る前に両手にいっぱい摘んだ。

母と妹に、ゆでて水に晒《さわ》しておいてくれるように頼んでから、仕事を始める。

お昼休みに、母の用意してくれた煮汁の味をわたし流に調整して、水に晒しておいたフキノトウをざるに上げ、一つずつギュッと絞って丁寧にお鍋に並べる。それからコトコト、あのすし屋のと同じ色になるまで煮詰めて、佃煮の完成。

味見をしてみると、これが大成功で、前日の味に負けていない。これから毎年、春には楽しめるぞと思わずニンマリ。

川端茅舎の有名な句に、

約束の寒の土筆《つくし》を煮て下さい

というのがある。病弱だった夭折《ようせつ》の天才を思うと、自分で材料を調達して、料理ができる健康をつくづく幸福だと思う。

絆

英国の作家、サマセット・モームに『人間の絆』という作品がある。医者でもあった彼が、今から百年近く前に書いた自伝的小説である。わたしは、これを高校生のころに受験英語の教科書として読まされた。足が不自由な青年フィリップの、波瀾万丈の半生の物語だ。

筋そのものも面白かったのだが、そのころのわたしには「人間の絆」というタイトルが極めて印象的だった。原題を「Of Human Bondage」という。

束縛的なつながりをボンデージというのだと習った。画家を目指したものの医学部に進み、作家として大成したモームは、人と人とのつながりを運命的な呪縛ととらえ、彼の魂の軌跡をこの長編小説につづった。人は人に束縛されながら生きていくんだな、と感じたものだ。

日本でも、もともと「絆」は犬や馬などの動物をつなぎ留めておく綱のことを指した。それが、家族や親しい友人などの強い結び付きを表す言葉として「親子の絆」などというふうに使われるようになった。しかし、わたしにとって絆は、まだ幾分「切ろうと思っても切れない」負の気分をにおわせている言葉なのだ。

それだから、先の大震災以来、「絆」が乱用され始めた時に、何か言いようのない違和感を覚えてしまったのだと、最近になって納得した。

東北で生まれ育ったわたしは、わが国のみならず、世界中の人々が被災それ自体に、またそこで暮らすことの大変さに、同情ではなく共感してくれていることに感謝し、その連帯感をありがたく思う。

被災地への思いは、束縛や義務ではないだろう。海外に発信する時は、せめて「Kizuna」という新語を使うべきで、絶対に「Bondage」ではないのだ。

結願

ようやく、わたしの四国八十八か所完全歩き遍路が終了した。結願《けちがん》と言う。千二百キロを歩き終わるのに十年かかった。

勤続三十年のほうびに十日間の休暇と金一封をもらい、その年度末の二〇〇三年三月、徳島の霊山寺（一番さん）から順に歩き始めた。菜の花が、とてもきれいだった。

直前が忙しくて散髪しに行く間もなく、ぼさぼさの髪のまま、遍路がさをかぶり、白衣を着てみたが、どうも落ち着かない。野宿も覚悟の歩きだったので、途中で散髪店を見つけたらそこで丸刈りにしてもらおうと決めた。

歩き始めてすぐに、仕事を始める前の掃除をしているおばちゃんの店があった。「うちは美容院じゃけ、バリカンは古いものしかないんよ」といいながら、やってくれた。料金は「お接待じゃ」ということだった。

梅林の中の山道で時ならぬ風花に見とれていて携帯電話を落とした。たまたま歩き遍路の方が拾って、着信履歴からわたしの持ち物だということを突きとめ、「ご縁です」というお手紙とその方の故郷の名産品のおまけ付きで送ってくださったことなどもあった。懐かしい思い出だ。

それから毎年一回、連休を使って欠かさず歩いた。定年の年に結願しようと、昨年は二か寺残した。

一日目は八十七番長尾寺。門前の「あづまや旅館」のおばあちゃんに元気をもらい、二日目はいよいよ八十八番大窪寺。雨の山越えの道は、ちょっと大変だった。

お四国の花折峠といふ古道　　喨々

その夜は民宿「八十窪」のおばあちゃんが赤飯をごちそうしてくれた。

天候調査

日曜日、山形県の田舎にある故郷の町まで朝一番の新幹線で出かけ、父の残した小さな医院で診療をして、日帰りで夜遅くに東京へ戻る。遠い。山形新幹線が開業する前は飛行機が使えたのだが、今は昼の一往復だけの運航になり、退屈な陸路にせざるを得ない。空の旅が好きなわたしにとっては、残念この上ない。

空港で「天候調査の結果、欠航です」と言われても、空路を選択したこちらの責任なのだから仕方がない、と簡単に諦められる。それほど飛行機が好きなのだ。

先日も保育園の先生の集まりで講演をしに朝のフライトで高松に行こうと羽田へ行くと、高松空港周囲が霧で視界不良だから、場合によっては伊丹に下りるか、羽田に引き返すかもしれないという条件付きでの運航だという。

先方にその旨を連絡して搭乗し、予定通りに離陸。窓からの景色を眺めながら機内のオーディオを落語のチャンネルに合わせる。立川志の輔が『ハナコ』という新作落語のまくらで「天候調査」をからかっていたのが、なんともタイムリーだった。

「何しろ安全が第一でございますから……」とくり返しながら、目的地上空での旋回から着陸へ至るまでの、乗客とパイロットの不思議な一体感を彼一流の語り口で話していて、とても面白かった。

ふと昨年の冬に北海道の滝川へ難病の子どもたちのキャンプの打ち合わせで出かけた時のことを思い出した。新千歳空港の上空まで行って、ずいぶん長時間、旋回して天候の回復を待ち、結局羽田に戻ってしまった。次の便のキャンセル待ちをし、ヨーロッパへ飛ぶほどの時間をかけて、なんとか北海道にたどり着いた。

ひょっとしたら、またかなと思ったが、無事定刻に高松に着陸。めでたし、めでたし。

ベトナムと平和

ベトナムのハノイに仕事で出かけた友人から、お土産にジャスミンティーをもらった。赤と黒の色付きのアルミ箔で一服分ずつ分包してあり、それがとてもきれいにプラスチックの箱に並べてある。

夜、家に帰って、そのお茶を淹れてカミさんとティータイムをした。

上品な香りを楽しみながら、さまざまな人のことを思った。一九九〇年の春に、私たちの病院の小児科に山川玉蘭先生という大学を卒業したばかりの女性医師が一年目の研修医としてやって来た。彼女はその前年に日本国籍を取得して日本名に変わったばかりで、それ以前の名前はトラン・ゴク・ラン。ベトナム戦争の最中である一九六三年にベトナム共和国（南ベトナム）のチョロンで生まれた。

中学三年生だった一九七八年の暮れに、小舟でベトナムを脱出、香港に流れ着いて難民キャンプ生活をした後、翌年日本に来て高校生になり、その後見事、現役で医学部に入学、卒業した。

生まれてから中学生になるまで街はずっと戦争だった、という彼女の話を聞いて、何も言えなくなった時のことを思い出した。優秀な小児科専門医となり、日本人の医師と結婚して母親になり、今は開業医として幸福に暮らしている。

二人目は「ベトナムに平和を！　市民連合」（ベ平連）の小田実さん。俳句関係の友人からの依頼で聖路加国際病院の消化器内科につないだのが二〇〇七年五月。二か月余りの病院での生活を生き抜いて、七月三十日に亡くなった。享年七十五。エネルギッシュな人だった。記憶をたどっているうちに、お茶が冷めてしまった。

金環日食

生まれて初めて金環日食なるものを自分の目で見た。自分が地球の上で暮らしているのだということを、ちょっと不思議なムードで分からせてもらった。小学生のころに見た部分日食とは、全然感じが異なった。

前の晩に近くのローソンへ行って「日食用の眼鏡って」まで言ったら、「もうどこにもありません」と冷たく返された。セブン－イレブンもサークルKサンクスも同じだった。どうしようと思いながら、当日早朝、病院へ出かけた。

テレビもラジオも「日食を見るのに油断は大敵である。昔の小学生がやったようにプラスチックの下敷きなどを使って観測すると網膜がやけどをしてしまうぞ」と繰り返し言い続けている。

さすがに、何も持たずに院内学級が集合場所に指定している病院の屋上へ行くのは気が引ける。せめて下敷きでもないかな、と思いながら診察室の中を見渡すと、処分前のエックス線のフィルムが積んであるのを見つけた。二袋ほど抱えて屋上へ向かう。

子どもたちだけでなく、大人の患者さんも医者も看護師もたくさん集まって空を見上げている。SF映画『地球最後の日』のワンシーンのようで面白かった。道具を持っていない人もずいぶん多い。
わたしの抱えていったエックス線のフィルムは、薄陽《うすび》の時には二枚重ね、晴れてきたら四枚重ねと調節ができて重宝された。

CTフィルム越しの金環日食涼し　　哓々

開業している友人の眼科医とその後に飲む機会があった。日食後遺症ノイローゼの人が毎日来るが、何ともない人ばかりだそうだ。ひどくまぶしいのを我慢して見続けられる人は、そうはいないのだろう。

写真

ポートレート（肖像写真）の撮影というものは、やはり特別な才能を必要とするものなのだと思う。

その人の持っている雰囲気をまるごと捉え、発しているオーラまでを印画紙に焼き付ける。それができたら、カメラマンはアーティストになる。わたしと同郷の写真家土門拳さんの記念館で作品と向かい合うたびに、そう感じる。

ポートレートとは言わないかもしれないが、機械的に撮られた証明写真の貼り付けられた履歴書を見ながら、就職の面接をすることがある。

ほとんどの人がオーラというか、生気を発しているので、実物の方がずっと魅力的である。ひょっとしたら、そのかけ離れこそが生命的エネルギーなのではないかとさえ思えてしまう。構えて撮影される写真とは別に、スナップショットにも状況の刺激によって、その人の本質が写ってしまうのが、なかなかに怖い。

先日、「聖路加看護大学看護実践開発研究センター」の昨年度の活動をまとめた報告書が手元に届いた。聖路加看護大による福島県災害支援プロジェクトの詳細が盛り込まれた特別版で、表紙はがれきの山の傍らに立つ女性四人の写真。二人はマスクをして一人は向こうを向いている。一番手前に海の方をぼうぜんと見つめる看護大学学長の井部俊子さんが写っている。

固く結んだ口、握られた拳。ピントが彼女に合っているわけではないのだが「何を、どうやったらいいのだろう」という思いが無防備この上ない表情と姿勢から伝わってくる。

「良い写真でしたね。人柄が出ていて」と言ったら、わたしより一歳上のお姉さんはひと言。

「ばかにしないでよ、先生」

ランチタイム

東京・蒲田の大田区民ホールで、日本小児科救急医学会の学術集会があった。今回は聖路加国際病院の身内が会長だったので、出かけてみた。ちょうど昼すぎから小児に関する災害医学のシンポジウムがあり、世界的権威という医者がニューヨークから来て基調講演をするというので、それに合わせてマイカーを走らせた。

早めに着いたので、諦めかけていた昼ご飯を食べることができた。蒲田駅周辺は、ギョーザその他のB級グルメの本家とも言うべき場所である。ブラブラ歩きながら、どの店にしようかなと考えていたら、三人組のサラリーマンが「この店だよ。おいしいって言われているのは」と話しながら、小さな中華風居酒屋に入っていった。

ランチのメニューが写真付きで店先に出してある。わたしも後からついて店に入り、黒ゴマ担々麵とチャーハン、ギョーザのランチを食べた。それなりにおいしかったのだが、食べている間に二つびっくりする出来事があった。

一つは、食事中に火災報知機が赤く点滅しながら、けたたましく三回も鳴ったこと。その都度、店の人が中国語で何か打ち合わせをして、外に止めに行った。一階ということもあり、客は驚いてはいたものの、逃げる人は誰もいなかった。

　もう一つは、中国人のお客さん。ものすごくイライラして注文したランチが遅いことに怒りまくり、店員に中国語で文句。このままそばにいたら危ういかも、と思わせる雰囲気さえあった。ところが、食べ物が来て、ちょっとおなかが満たされたらニコニコ顔に。かく言うわたしにも、そんなところがある。他山の石だ。たまにお昼に外に出ると、面白いことがいっぱいあるんだ、と思った。

スミレ

先日、幼稚園の年長組の女の子が外来に来た。

「何組さんなの」

「スミレ組だよ」

といったやりとりの後で「ん？」と思った。通常、幼稚園では「スミレ」や「タンポポ」は小さい子たちの所属する組に使われることが多い。

「年少さんは何組っていうの」

「バラ組さん」

またまた「ん？」と思ったら、お母さんが
「ちょっと不思議ですね」

と賛意を示してくれた。

女の子は、たいしたことはない夏風邪だった。

「熱冷ましを出しておきますから、もし熱が出たら使ってください。ところでスミレって、どんな花か知ってるかい」

「公園にある赤とか黄色とか紫のやつでしょ」

「うーんと、あれはパンジー。三色スミレだね。せっかくだから、スミレのお花を見せてあげるね」

病院のカルテはすべて電子化され、診察室の机の上には二台のパソコン画面が並んでいる。アナログ人間のわたしには嫌な景色なのだが、こんな時だけは便利である。

インターネットで「すみれ」を検索して画像を選択する。

「今、写真が出るからね」

ちょっとの間があり、次の瞬間、わたしとお母さんの眼《め》は画面にくぎ付けになり、かつ点になってしまった。なんと、きれいなお姉さんの写真のオンパレード。全員、〝すみれさん〟なのだろう。幸いにも皆さん着衣の状態だったので、あわてずにスクロールダウンしていくと、終わりの方には可憐《かれん》なスミレの花の写真があった。

「これがスミレだよ」

翌日には、ももちゃんにモモの花の説明をしたが、学習していたので「ももの花」と検索した。今度は問題なかった。

黒い浪

世の中で俳句を職業として暮らしている人を専門俳人と呼ぶ。ごく少数しかいない。そんな人たちの一人がわたしのことを「定年になれば俳人同様」とからかった。俳人同様に近づいたので、いろいろな人からさまざまな句集をいただく。

ほとんどは「なるほどね」と思いながら一回は目を通す。そして次に、部屋の隅に積み重ねる。特に心をひかれたものだけが、本棚に並ぶ。

六月半ばに届いた一冊は、読み進むうちに涙があふれてきて、自然に居住まいを正さずにはおられなくなった。句集で、これほどに魂を揺さぶられるのは、ずいぶん久しぶりのことだ。

『黒い浪《なみ》』（角川書店）。岩手県に生まれ、現在は盛岡に住んでおられる俳句界の重鎮、小原啄葉さん（九十一歳）の第九句集である。二〇一〇～一一年春までの作品の中から、選び抜かれた句を収めてある。

あの三月十一日までの句は、それなりの年輪を感じさせる平和なもの。

亡き妻へもたれて眠る日向《ひなた》ぼこ

それが、あの日の

地鳴り海鳴り春の黒浪猛《たけ》り来る

から調子が一変する。二百二十六句中、百九十四句が震災以降の句だ。

春泥のわらべのかたち掻《か》き抱く
春渚ただよふものにランドセル
この村の蝌蚪《かと》は蝌蚪なるまんま死す
行方不明者一人残らず卒業す
いくさにもつなみにも生き夕端居《ゆうはしい》

まだまだ続く。詩人の魂は悲しみに揺さぶられ、若さを取り戻し、言葉を紡ぐ。病棟での悪戦苦闘の日の拙句がある。

悲しき時のみ詩をたまふ神雁《かり》渡し

医学とは……

突然ローマから、三人のお客様が訪ねてきた。その昔、うちの小児科の医師が彼の地に留学していた時に、身元引受人になってくれたデッシー教授と、その息子さんご夫婦である。教授は脳外科医で、ご子息のパオロはローマの大学で日本文学を研究している。

パオロの奥さんは日本人。今回は、病気になった彼女のお母さまを見舞うため、はるばるやって来たらしい。教授は八十三歳。奥さまを先年亡くされているが、十数年前にお会いした時と変わらず、ダンディだった。

イタリア人の男性は、とてもおしゃれな人が多い。パオロも良い感じのジャケットとゆったりしたパンツ姿で、色の合わせ方が絶妙だった。

「細谷先生は、以前に会った時よりも哲学者的な風貌になった。たとえて言えば西田幾多郎とか田辺元とか……」

パオロが言う。わたしが年を取ったということだろう。でも、周囲の若い医者で、この哲学者の名前を両方知っている者はいなかった。パオロ恐るべし。

それより面白かったのは、わたしが今年の暮れで聖路加国際病院を定年退職すると聞いた教授が、すかさずイタリア語で「医学というのは、喩えて言えばアマンテ・インフェデーレ。そう簡単に別れられないものなんだ」と、語ったことだった。アマンデ・インフェデーレは「不貞な恋人」と訳すのだそうだ。「信用のおけないチャーミングな女性」らしい。

「ちょっと意味は違うけれど、日本には『悪女の深情け』ということわざがあります」と答えたら、「そうだろう。だからそう簡単にサヨナラは無理さ」

イタリア文化は、やっぱり魅力的だ。

人と大地の関係

北海道の真ん中あたりに滝川市がある。ＮＨＫの朝の連続テレビ小説『チョッちゃん』の舞台で有名になった。近年は石狩川河川敷にグライダー飛行場を建設し、グライダーによる町おこしも行われている。札幌から滝川までは電車で約一時間だ。

ここに日本で初めての、難病の子どもたちが泊まれる医療ケア付きキャンプ場を作ろう、という話が持ち上がって十年。たくさんの方々の協力のおかげで夢の専用施設が完成し、そこでキャンプがこの夏に行われる。

五月の末、宿泊棟のうちの一棟を寄贈してくださった日本財団の尾形武寿理事長をお迎えして、完成式典が行われた。よく晴れて、キャンプ場のある丘の上から見下ろす菜の花畑が素晴らしかった。この町は菜の花（菜種）の作付面積が、日本一とのこと。

六月末に再び訪れた時には、畑は緑一色になり、菜種が実り始めていた。菜種は大地から多くの栄養分を吸い取るので、連作が難しいのだとか。そのために、とびとびに菜の花畑が存在する。

駅からキャンプ場に向かう車内で、公益財団法人「そらぷちキッズキャンプ」理事の一人で、滝川市立病院の元看護部長だった小林勝子さんに、その話を確かめると、「そうなんですよ」と言いながら、もう一つ面白い話を教えてくれた。

畑を作っている人が年を取り、勢いがなくなってくると、畑もやせてくるのだという。小林さんのお母さんご自慢の畑も、お母さんが年を取られて、前ほど作物が採れなくなった。そこで、妹さんが畑をかまうようになり、堆肥などをどんどんあげると、やせた土地が息を吹き返したのだそうだ。人間と大地の結び付きが象徴的で、興味深く聞いた。

「みんなで」の精神

私たちを支援してくれている「小児がん征圧キャンペーン」（毎日新聞社主催）のイベントの目玉である、歌手森山良子さんのチャリティーコンサートが、東京都渋谷区内のホールで今年も開かれた。

闘病中の子、がんを克服した子どもとその家族、そして残念ながら亡くなった子たちの家族もたくさん集まり、満席状態だった。

「家族写真」や「涙《なだ》そうそう」などの名曲が歌われた。人間の声が素晴らしい力を持つことをあらためて認識する。すてきな詩が清らかな声に運ばれて、ホールにいる人々の魂に届く。そこにいる人々が、思いを同じくする瞬間だ。

わたしたち団塊の世代にとって、音楽は一人ではなくみんなで聞くものだったし、歌もみんなで歌うものだった。しかし、携帯オーディオプレーヤーが生まれ、カラオケが一般的になり、すべてが個別化の方向に進んだ結果、「みんなで」という機会はどんどんなくなっていった。

映画についても同じようなことがいえる。真っ暗な映画館の中で自分なりの感動を手に入れ、それを隣の人と共有しているような感覚を味わう喜びは、レンタルのＤＶＤやテレビの名画劇場では味わえない。

テレビやラジオも番組の選択肢を増やし、世代やジェンダーごとに異なる要求に応えようとしている。世代間ギャップは一層顕著になり、同じ年代の中でもグループ化が進んでいく。

政治のありさまを見ても、同じようだなと思う。首相官邸周辺の一般市民のデモは、そんな細分化に対する抵抗としても支持できるな、とコンサートの帰り道に思った。

赤ひげ

思い出の映画について語る機会があった。選んだのは黒澤明監督の『赤ひげ』。一九六五年の作品で、原作は山本周五郎の『赤ひげ診療譚《たん》』。江戸時代に実在した、貧しい人のための医療機関「小石川養生所」を舞台にした小説だ。

当時、私は高校三年生だった。今回レンタルショップでDVDを借りて、四十七年ぶりに再会した。

家人に泣いている姿を見られるのがいやだったので、自分の部屋に引っ込む。デジタル化され、映像も音も格段に良くなっているのに感心しながら、一人で三時間、じっくりと観た。

とりあげられるエピソードの順番が多少間違って記憶されてはいたものの、どのシーンも細部まで鮮明に覚えていたのには、われながら驚いてしまった。

出世栄達を望み、長崎留学から戻った青年医師、保本登（加山雄三）が、養生所の所長、新出去定（三船敏郎）の下に預けられる。

江戸の庶民の生と死をめぐるドラマの中で、保本は〝赤ひげ〟と呼ばれる新出に反撥しながらも鍛えられ、尊敬の念を抱きながら、医者として一人前になっていく。

語れないほどの不幸を一人で背負って老人が息を引き取る。赤ひげが言うところの「人生で最も荘厳な瞬間」、臨終をカメラは実にリアルに撮っている。私の中に現在ある死の概念の土台は、このシーンで作られたのかもしれない。

ほかに善人で仏様のようと言われていた職人、佐八が死の床で語る秘密の過去、コソ泥のチビが巻き込まれる一家心中などの話が続く。

父と同じ医者という職業を選ぶことに、言いようのない「カッコ悪さ」を感じ、ためらっていた十七歳の私の背中を、ちょっと押してくれたのがこの映画だったことを、あらためて思い出した。

新しい学問

昨今、研修医をみていると、さまざまな寄り道をしてから医師になろうとする人が増えてきているような気がする。

例えば、理学部で地震について学び、大学院へ進んで専門家になり、企業のその分野に就職して何年か働いた後に人間への興味が断ち難くなり、医学部に入りなおして医師免許を取得した——という人がいたりする。これは大変な努力とエネルギーを要するが、こういう人がまじっているのは、医学界にとっても好ましいことだと思う。

先日、以前から親しくさせていただいている弁護士さんと夕食をご一緒した時、若手の別の弁護士さんが同席された。男の子のお母さんでもある彼女は環境経済学の大学院まで進んでから、法科大学院へ行ったらしい。法律家という別のプロフェッショナルの分野でも、医師の世界と同じことが起こっていることを面白く思った。

そもそも、私は環境経済学という学問が初耳だった。素人向けに解説してもらったところ、人間が安心して住むことのできる自然環境を保障した上で、経済活動をどのように行うかということを研究する学問だという。

「環境破壊によって経済の基盤を失うという被害にあう人の数が、ある程度増えてしまったために、生まれてきた学問の領域なのです」とも教えてもらった。

そう言えば、冒頭で紹介した、地震学から医学に転向した彼のところには、心臓に病気のあるお嬢さんがいたことを思い出した。そのことが彼のやる気を支え続けてくれたのかもしれない。困っている人達がいるから、ということで新しい学問が生まれるというのは素晴らしいことだ。

蚊に刺されるのは……

蚊にくわれるということを、ここ二、三年経験しなかった。外来に来る小さい子たちも私の孫もさかんに刺されているから、蚊がいないわけでもなかろう。

血を吸うのはメスだけで、吸血で卵巣を発達させ、卵を産むのだということを昔、学校で教わった。栄養が必要だから若い人を選んで刺すのかな、とカミさんに話したら「私はいっぱいくわれていますよ」と自慢げに言う。同じ年のくせに。

そんな私が、ずいぶん久しぶりに蚊にくわれた。静岡県沼津市にある学習院の遊泳場で、初等科六年の臨海学校に校医として参加した時に何か所かやられた。

沼津での宿は明治の終わりに建てられた、木造平屋の日本家屋である。もともとは片瀬江ノ島にあったらしいが、乃木希典大将が、避暑客や旅館が増え、学生の風紀上好ましくないという理由で沼津に移したと聞いた。出来上がった直後に明治天皇の崩御があり、乃木大将は殉死なさり、結局院長用の建物は使われずじまいだったらしい。

毎年、その建物の一間に泊めてもらう。今年は蚊が多かった。一間ごとに蚊取り線香と蚊帳が置いてある。今の子どもたちに蚊帳は珍しいだろう。つり方の指導をしている先生たちの中でも、若い人は、さすがに私たちが子どものころに教えられた蚊帳に入る時のお作法を知らなかった。蚊が中に入らないようにしゃがんだ姿勢で蚊帳の裾をパサパサと上下させ、蚊を追い払ってからサッと入らなければならない。

私は刺されないはずだと蚊帳をつらずに寝たら見事にやられた。今の蚊は、吸血時間が短くなったのだろうか。昔は悠々と血を吸っている蚊をパチンとたたいたりできたのに、今回は一度もやっつけられなかった。蚊が賢くなったのか、こちらの機敏性の喪失か……たぶん後者だろう。

時代変われば

七月末に、第十五回目のスマートムンストンキャンプが、山梨県・清里高原のキープ自然学校で行われた。この不思議な名前の団体をつくろうと言い出したのは、細谷、月本一郎、石本浩市の三人。全員小児科医で小児がんを専門にしていた。細、月、石を何とか怪しい英語にして、スマートムンストン。

参加者が名付け親のこのキャンプの参加資格は、小児がんの患者さんであることと、自身が病名を知らされていることの二つだった。一回目が行われた一九九八年当時は、小児がんの子どもへの病名告知率は二十パーセントにも満たない状況。病名を告げられている子は、小児がん患者の中でもマイノリティー（少数派）だったのだ。そんな子どもたちに仲間がいることを認識してもらい、自然の中でゆっくり語り合ってもらおうというのがキャンプの目的だった。

今や告知率は八割とも言われる時代になり、私たちのスマートムンストンキャンプも役目を終えた感がある。「そろそろおしまいにしようか」という話も出た。しかし、そこに集《つど》って十五年の間、友情を育み成長してきた仲間たちと急に会えなくなるのは寂しいと、小児がん経験者が企画したのが今回のキャンプ。

最終日の朝の食卓で、私は向かいの席にいた息子よりも若い小児科医と話をした。ボランティアとして来てくれていた彼は、「同年代の小児がん経験者の人たちともすっかり友達になれて、いろいろ教えてもらいました」とうれしそうに語った。

そうか、そんな時代になったのだと感慨深かった。私が彼の年齢だったころ、全滅に近かった小児がんも今や八割は治癒する。時代が変われば、病気の子と小児科医のつきあい方も変わるのだ。昔々の私の句。

生キ死ニの話を子等《ら》に油照《あぶらでり》

お月見

東京は、まだまだ暑い。「残暑」とか「秋暑し」はこの時期の季語である。

今年の立秋は八月七日だった。私は、北海道滝川市にある難病の子どもたちのキャンプ場「そらぷちキッズキャンプ」にいて、夕食の時間に夕焼け雲を眺めながら、仲間と「もうすっかり秋の雲だね。赤トンボもいるし」と話した。後で、その日が秋に入る日だったことを知った。

それから十日ほど後に、例年通り一月遅れのお盆が終わった。ふと壁にかけてある、お月さまの形と旧暦がわかる「ルナ・カレンダー」を見て、ちょっと驚いた。旧暦の七月十五日にあたる、今年の旧盆は九月一日。例年に比べてずいぶんゆっくりである。不思議に思い暦をさかのぼってみた。

今年はうるう年。旧暦では、三月のあとにうるう三月が加わっていた。だから、旧元日は一月二十三日だったのに、四月以降、新旧の暦のズレが大きくなっていた。ちなみに旧暦八月十五日の中秋の名月を、今年は九月三十日に見ることになる。

最近は地球温暖化の影響か、名月のころにもまだ暑さが残り、夜空の澄み渡る感じがいまひとつだと思っていたが、今年は十月になろうとするころだから、お天気さえ良ければ、紫式部や清少納言の時代と同じような気候の条件でお月見ができるかもしれない。

彼女たちは中秋の名月と、旧暦九月十三日の「後《のち》の月（十三夜）」をめでて満足し、片方だけしか楽しめなかった場合には「今年は片月見だった」と残念がったとか。

この時期、月が見ごろの高さまで昇る時刻は日ごと遅くなる。十三夜が選ばれたのは、十五夜より、少しでも寒くない時刻にお月見をするためとも、満つる前の方が「あわれさ」が優るからとも言われているが、個人的には前者がおもしろいと思う。今年は古典的なお月見を期待したい。

はだし

二十年以上も前の話だが、マラソンにはまったことがある。毎朝欠かさず十キロのランニングをし、青梅マラソンを二度走った。当時の体格は百七十センチ、五十五キログラム。その後身長は少し縮み、体重は十キロ以上増えた。大体、走る時間を見つけることが難しい日常である。

それでも時々、ジョキングがしたくなる。先日、ひと月遅れのお盆で故郷の山形に帰った時に、最上川の堤防の上の道を軽く走ってみた。はだし感覚を売りにしているシューズを素足に履いて、ゆっくり走った。でも足からして柔《やわ》になってしまっているらしい。十五分ほどで右の土踏まずにシューズの縫い目があたって痛くなった。

多摩川の土手と違い、最上川のその道は、農道として使われているだけなので誰もいない。でも舗装されているので、いっそのことはだしになろうと思い、靴を脱いで歩いてみた。全然、問題ない。ゆっくりと走ってみる。はだしで道を走るなんて、子どものころの運動会を思い出した。

昭和三十年代前半まで、私の田舎の小学校では、運動会は、はだしが一般的だった。靴はあったが、ドタバタする靴よりもはだしの方が早く走れると皆が思っていたし、実際にそうだった。しかししばらくするうちに駆けっこ用の足袋みたいなものが流行して、その後、運動靴の時代が来た。

一九六〇年のローマオリンピックでは、エチオピアのアベベ選手が、はだしでアッピア街道の石畳をひた走り優勝した。その時、私が彼に違和感を覚えなかったのは、自分にも同じはだしの時代があったから。

でも、聞くところによると、あの時アベベは持参していたランニングシューズが壊れてしまったため、結局はだしになったらしい。久しぶりの感覚を味わいながら、懐かしい彼を思い出した。

名店のサービス

俳句の仲間十人ほどで、私の故郷山形県へ出かけた。食いしん坊の集団なので、おのずとグルメツアーの様相を呈する。目玉は村山市の「あらきそば」と、鶴岡市のイタリアン「アル・ケッチァーノ」。どちらも全員大満足のおいしさだった。

「アル・ケッチァーノ」での打ち上げの席での出来事。三時間あまりをかけてデザートにたどり着くころには、店内の客は、私たちのほかに若いカップルひと組だけになった。

ここで、誰からともなく、今回の旅の特別ゲスト、京都のある名刹《めいさつ》のご住職に、十八番《おはこ》のパフォーマンスのリクエストがあった。この和尚さんが歌う、テレビ時代劇『銭形平次』の主題歌の英語版は、抱腹絶倒の絶品なのである。

しかし超有名店だし、貸し切りにしているわけでもない。ダメモトと思いながら、店のウエートレスにわけを話し、残っていたカップルを誘ってもらった。彼らも楽しそうだと思ったらしく、気軽に私たちの席へ移ってきてくれた。

銭形平次（コインスタイル・ヘイジ）の熱唱は大ウケで、お店で働いている人まで楽しんでくれた。ひょっとしたら、店の規則に反したのかもしれないが、ニコニコ顔の若いすてきなウエートレス二人の心遣いで、今回の旅の終わりが素晴らしいものになった。機転を利かせてこういうサービスができるのが、本当の名店である。

ちなみに気持ち良く合流してくれたのは埼玉から来ていた若いご夫婦で、もうじき赤ちゃんが生まれるのだとか。安産のお守りがわりに和尚様から名刺を渡した。小児科医もいるからと言われて、私もそうした。

たまたま奥さん自身も、私が勤める聖路加国際病院の生まれだった。私が健診した子かもしれない。不思議な出会いだった。

いのちの授業

先日、東京・六本木にある女の子のミッションスクールで、小学校の一年生から三年生までに「いのち」の話をした。

受け持ちの先生にお願いして『だいじょうぶだよ、ゾウさん』という絵本を前もって読んでもらっていた。これは幼いネズミと年老いたゾウのお話。楽しく暮らしているうちにゾウは弱っていき、ネズミは賢い大人になる。最期の時を迎えたゾウを、優しい心配りでネズミが見送ってあげる、というストーリーだ。

講堂に集まった二百人余りの子どもたちに、このお話を解説してから、質問してみた。

「みんなの中でおじいちゃん、おばあちゃんのいる人は手を挙げてください」。ほとんど全員が手を挙げる。次にひいおじいちゃん、ひいおばあちゃんについて聞く。まただいぶ手が挙がる。ひいひいおじいちゃん、ひいひいおばあちゃんもまだ二、三人は手が挙がった。本当かな。

「じゃあ、そのまた上のおじいちゃん、おばあちゃんはどうかな」。さすがにもう手を挙げる子はいない。

「こんなふうに、人は年を取ると順番にあとの人にサヨナラをして亡くなります。これは生きものだから、仕方がない」

ここで、二歳の弟を病気で見送らなければならなかった三年生のお姉ちゃんと一年生のお兄ちゃんの話をする。そして、野口雨情作詞の『しゃぼん玉』を、音楽の先生にピアノの応援を頼んで皆で歌った。

とっても上手。思わず涙が出てくる。それほど一生懸命歌ってくれた。

この歌ができたころは「生まれてすぐに、こわれて消えた」シャボン玉みたいに子どもが亡くなった。今のみんなは幸福なんだよ。「いのち」はもろくはかないもので、だからこそ大切なんだ、と話す。みんなが一斉にうなずいてくれた。

気配りの言葉

九月二十日に二〇一一年度の「国語に関する世論調査」の結果が文化庁から発表された。

一読して私が特におもしろいと思ったのは、十項目の四つめ「人とのコミュニケーションについて」の中で質問されている「気配りなどを表す言葉のうち、使うことがあると思う言い方はどれか」。「お粗末でございました」など気配りを表すほとんどすべての言葉で、使う人の割合が減っていると報告されている。明らかな増加が見られるのは、誘いを断る時の「おうかがいしたいのはやまやまですが」だけというのは、大半の人が「初対面の人との会話が苦手」であるという結果とも関係しているように見える。

先日、私の外来に赤ちゃんのころから通っていて、いつの間にか大学生になった男性が訪ねて来た。夏休みに、仲間と一緒に北京へ中国語の勉強に行って来たらしい。あの反日デモの直前に帰って来たとか。

「また行く予定です。北京は気楽に暮らせるから大好きなんです」と言う。理由を聞いて、ちょっと驚いた。「すみませんが……」などの気配りを表す言葉を、日常まったく使用せずに済むのが最高、というのが彼の答えだったからだ。

私が初めて暮らした外国は米国、それも南西部のテキサスだった。「ハーイ」とあいさつする時に、両方の口角を上に上げてニッコリするのが礼儀と教えられ、その通りにした。慣れないうちは、夜家に帰るころには、ほおの筋肉が痛くなった。日本人は、それぐらい表情筋を使わずに生活している民族であることを自覚させられた。

その乏しい表情を補ってあまりあるのが、日本語のあいさつや敬語、そして気配りの言葉なのだろうと思っていたが、それも使われないようになったら、一体どうなるのだろう。よく考えてみなければならない。

また忘れ物

折り紙付きの忘れん坊である。子どものころからなので、井上陽水さんの「探しものは何ですか見つけにくいものですか」というあの歌がヒットした時には、本気で「オレのこと、気にしてくれてありがとう」と思ったものだ。

今までの一生のうち、何割ぐらいの時間を「あれはどこに置いたかな」「どこに忘れてきたんだろう」と言いながら物探しのために使っただろう――と、ふと考えてしまうことがある。以前、この連載でも新幹線内連続忘れ物事件というのを書いたことがあるが、先週、第二弾としてぜひ書き残しておきたい事件が発生した。

何かと忙しい日で、朝食もろくに取らずに病院へ出勤。昼も食べられそうになかったので、地下の売店でバナナと牛乳、それにヨーグルトを買い、外来に戻る途中で洗濯場に寄って白衣を新しいものに着替えた。

その時に、ポケットの中のケース入りの老眼鏡を、忘れないよう、無意識のうちに売店で食べ物を入れてくれたポリ袋の中にしまった〝らしい〟。部屋に戻り、バナナを半分食べて牛乳を飲んだところで院内電話での呼び出しがあり、外来へ。残りのバナナとヨーグルトは医局の冷蔵庫へ放り込んだ。

しばらくしてメガネがないことに気づいた。忘れ物探しの始まりである。いくら探しても、見つからない。「そうだ、白衣のポケットだ」と思い、医局の秘書さんに、洗濯場に問い合わせてくれるように外来から電話をしたところ、彼女がとても言いにくそうに「メガネは冷蔵庫の中にありましたが……」と教えてくれて、無事落着。

「メガネを冷蔵庫にしまった」のではなく、「ポリ袋にメガネを入れっぱなしにした結果」ということで、自分を納得させた。

漢字のイメージ

小児科医の友人の一人だった聖母病院の粟屋豊先生が亡くなられた。私よりもちょうど一歳上だったので、今年の春に「一足先に定年を迎えます」とご連絡をいただいたが、血液系の悪性腫瘍と、華々しく一戦を交えての戦死だった。

お通夜の席で、お花に囲まれてニコニコ顔の彼の遺影を眺め、つくづく寂しく思った。そうしているうちに、ふっとその写真が誰かに似ていることに気づく。目鼻立ちではなく全体の顔の雰囲気が、その昔、米国でとてもお世話になった中国人医師のワン先生と共通していた。

弔辞が読まれ、たくさんの参列者の方が献花し、私の番が来るまで、粟屋先生が思い出させてくれたのも何かの縁と思いながら、ワン先生とのある出来事を懐かしく思い返した。

研究室のお茶の時間に、ワン先生と私が共通の文字である漢字について話をしていた時のこと。「天真爛漫」、「疑心暗鬼」などの後で、「臥薪嘗胆」が出たら、ちょっとびっくりして、こんなのも知っているのかと感心してくれた。

調子に乗って「酒池肉林」というのをメモ用紙に書いて見せたら、椅子から転げ落ちそうなくらいに驚いて、顔を赤くし、「こんな言葉をどこで習ったか」と大興奮で聞いてきた。百科事典には

「酒や肉などのごちそうがいっぱいの、豪華な酒宴の例」と控えめに書いてある。でも中国・殷《いん》の暴君だった紂《ちゅう》王が、酒を好んで淫楽にふけり、酒で池を満たし、肉をぶら下げて林のごとくし、そこで乱交の宴を開いたくらいのことは当方、高校の漢文で学習済み。

どうも漢字という文字は、本家の中国の人々には、より直接的で具体的なイメージを与えてしまうようだ。お通夜の席でのある追想。

子どもの能力

同じ団塊世代の私立小学校の校長先生たちと話す機会があった。面白いことに、全員が私と同様、地方の公立小学校の卒業生だった。

私立小学校の受験前には「お受験」用の塾で準備するのが現代の常識らしい。そこで知識を詰め込まれてから学校へ送り込まれる一年生は、算数などを教えてみても、ほぼどんぐりの背比べで、能力の差ははっきりしないものらしい。

ところが、四年生ぐらいになる頃から、メッキが剝げだして〝地〟が出てくるのだとか。頭の良い子とそうでない子の差が歴然としてくる。

その頃には、人間としての自尊心も確立し始めるから、そこで初めて自分の能力について、負の評価を思い知らされるのは、いかにもきつい。

思い返してみれば、昔の田舎の小学校では、入学して間もない一年生でも、お友達にはいろんな子がいることは承知していた。勉強が得意でない子は、走るのがとびきり速かったり、図工の時間に天才的なひらめきをみせたりした。

それぞれの存在価値を、自分なりに、あるいはお互いで見つけ合い、居場所を決めた。

私には三男一女がいて、皆がもう自立して家庭を持っている。その中の長男が生まれつき強い遠視だったことに、私は当初、気づいてあげられなかった。そんな理由で、彼は三歳すぎまで、世の中はボンヤリ見えるものだと思いながら暮らした。でも、それが世の中だと確信していたから、何の不都合も私たち両親には訴えてこなかった。

人間の許容能力とでもいうものは不思議だな、とその時にしみじみ感心した。いろいろなお友達と、小さい頃から親しく交わることこそが、大切なのではないだろうか。

恩師の赤ペン

先日、仙台で大学の同級生が主催する研究会があり、市民の方々への公開講座の講師を頼まれて出かけた。その折に、東北大学でその昔、私たちに解剖学を教えてくださった石井敏弘先生が、今年亡くなられたことを聞いた。

ドイツ留学から帰られたばかりの新任教授は、やせ形でメガネをかけ、誰よりも厳しかった。再試になった者の数が、一番多い講座だった。でもどの教授よりも私達から尊敬され、懐かしがられる存在であり続けた。

卒業から二十五年後の一九九七年に、私は石井先生からおはがきを頂いたことがある。私が新聞に連載していた子育てコラムを読んだというおはがきだった。「楽しく読んでいます」というあいさつの後に、私の文章の一部がきちょうめんな文字で書き写してあり、その一部に赤ペンが入っていた。

「耳あかというのは（中略）、耳垢腺《じこうせん》と呼ばれる分泌腺、汗腺、皮脂腺（後略）」の「耳垢腺」が「耳道腺」に、「分泌腺、汗腺」が「アポクリン汗腺」と直され、外耳道には通常の皮膚にあるようなエクリン汗腺は存在しないという「注」まで付いていた。

四半世紀前に卒業した一学生に、こんなに親切にしてくださる先生の気持ちに大感激し、私は今でもそのはがきをお守り代わりに持ち歩いている。

講演会の行われた医学部の同窓会館のロビーに、中国の文豪、魯迅の写真がかけてあった。百年以上前に、仙台医学専門学校（現在の東北大学医学部）に留学した彼は、講義ノートを赤ペンで直してくれた解剖学教授に大恩を感じ、後年、名作『藤野先生』を書いた。解剖学教授と赤ペン、不思議な一致である。

うそ

米国より十年ほど遅れたものの、ここ二十年ほどの間に、わが国でも小児がんという病名が、患者である子どもたち本人にも告げられるように世の中が変わってきた。

それより以前の四十年前に私は小児科医になったが、以来、子どもに話をする時に守ってきた三大原則がある。

まず「うそをつかないこと」。次に「分かるように話をすること」。そして最後は「話をした後にどうなるかをイメージして話す」の三つである。

一番大切なのは、絶対にうそをつかないこと。これは簡単そうで難しい。もし末期の小児がんの子が手厚い治療の末にある日、病棟で亡くなったとしよう。その子の大の仲良しの子が外泊から帰ってきて、空のベッドを見て「あの子はどうしたの」と聞いてきたら、どう答えたらよいのか。

「すっかり元気になって、退院したよ。今ごろは学校へ楽しく通っていると思うよ」というのは、まったくのうそになる。もし、その子が医療者からだまされたということを知ったら、その後、信頼関係の構築は難しくなる。

まだ本当のことを説明するだけの力量が自分にないと思ったら、「おうちに帰ったようだけど。

詳しいことは細谷先生に聞いてみてよ」というように、うそをつかないで、こちらにげたを預けてくれるよう、うちの若いスタッフには頼んである。

このごろ、うそをついて世の中を騒がせている人がやたらニュースに登場してくる。もっと幼い子どものころから、「うそをつくのはいけないこと」という原則をしっかり身に付けさせなければならないと思う。

サンマ

立冬も過ぎて、朝などは厚手のコートを着たいと思うほど冷える。秋らしい秋が短かった。そのせいか、サンマを食べた回数も例年より少なかった。

いざ秋刀魚焼かん炭ピシピシおきぬ

という句をつくったほどに大好物なのに。七輪の炭火でしっかり塩を振ったサンマを焼くことのできるような休日が、残念ながらこのところなかったのも、その理由かもしれない。

昼はおそばかサンドイッチ、ハンバーガー、夜は会議のお弁当が、毎日のように続いた。いよいよ暦の上で秋が残り少なくなった先週、遅めの昼ごはんを食べようと病院の職員食堂へ行ってみたら、サンマの塩焼きがあった。温めてはあるのだろうが、冷めたサンマもどうかなと思っているうちに、前に並んだ看護師さんが最後の一匹を注文してしまった。

「サンマなくなりました」と食堂のお姉さんが大声で言う。

もう終わりなんだ、とがっかりする私。

すると奥から、チーフが「先生、もう五分待ってくれたら焼き上がりますよ。今朝届いたのがオーブンに入ってる」

待つよ、待ちますよということになり、間もなく二十〜三十匹の焼きたてが奥から運ばれてきた。「これが一番、おいしそうに焦げてる」と言いながら、チーフがお皿に乗せてくれる。本当にジュージュー音がするやつを大根おろしで食べる。病院の食堂には四十年間お世話になったけれど、こんなにうれしいサービスは初めてだった。

食べ物のおいしさを最後に決めるのは「気持ち」、つまり人情かもしれない。この秋、一番のサンマの味だった。

大学の役割

三大学の新設許可が、すったもんだの末にようやく下りた。大学の存在について考えてみようと思い、本棚にあった中公新書『教養主義の没落』（竹内洋著）を読み返してみた。

副題が「変わりゆくエリート学生文化」、帯に「読まなければならない本、というものがあった……」とある。著者によれば、高等教育の進学率が該当年齢人口の十五パーセント未満の場合に学歴エリートが誕生するらしい。

日本の高等教育を四年制大学のみに限定すれば、一九六四年からの五年ほどの間に、進学者が二十パーセントを超え、大学で学んでもわが国ではエリートとは呼ばれなくなった。その頃から、読書を中心に人間形成を考える教養主義が没落したと著者は主張している。

私が東北大学医学部に入学したのは、まさにその真っただ中であった。しかし、医学部での六年間のうち、初めの二年間は教養部と呼ばれ、医学教育は行われず、もっぱら一般教養科目の単位を取らされた。

今から考えれば、恵まれた時代であった。読まなければならないとされていた西田幾多郎の『善の研究』や阿部次郎の『三太郎の日記』を読み、アララギ派の歌人であった扇畑忠雄教授の『万葉集』の講義を、感激しながら聞いた。名画座に通い詰め、映画を観た。

試しに病院の研修医の何人かに『善の研究』『三太郎の日記』について尋ねてみたが、全員知らなかった。教養課程が専門課程に時間を奪われた結果である。

私だって、もう『善の研究』や『三太郎の日記』の内容も忘れたし、『万葉集』の歌もそらんじられない。でも勉強したという記憶こそが、医師としての生活を支えている。大学というのは、そんな一面を失ってはならない。

どこへ行くん？

ずっと昔、聖路加国際病院の小児病棟で一緒に働いていた看護師さんに頼まれて、徳島大学へ講演をしに出かけた。彼女は東京から徳島に嫁ぎ、子どもたちを育て上げ、現在は大学の医療教育開発センターで働いている。

徳島大学は、四国の中で最も長い歴史を持ち、医学部、歯学部、薬学部が、すべて一か所に集中している。ここに学び、近い将来、多職種による医療チームの重要な一員となって働いてくれるであろう若者が、たくさん集まって熱心に聞いてくれた。彼らの質問も、これからの医療を背負っていこうとする意気込みの感じられる好ましいものだった。

終了が午後八時。彼女と医療教育学担当の教授の三人で呼んであったタクシーに乗り、食事に出かける。教授は携帯電話に着信があり、話しながら助手席に乗った。彼女が、二、三分遅れてきて私の隣に座り、出発。教授の電話は込み入った話らしく、なかなか切れない。

タクシーは、そのまま走り続けている。そうして十分近くも走ったころ、ようやく用事が終わったらしい。待ってました、とばかりに、タクシーの運転手さんが、ゆっくりやさしく阿波なまりで教授に聞いた。

「どこへ行くん？」

誰も行き先を伝えていなかったのだ。私は思わず、「すごい。あたなは今まで行き先を聞かずに一番長時間、乗せてくれた運転手さんです」と絶讃した。

徳島市はそれほど大きな町ではないし、飲食店のある場所も限られている。中央の繁華街の方角に向かえばいいと考えたのだろうが、それにしても何だか、ほんわかうれしかった。徳島はいい町だと思った。

レインボー・リース

何かとても美しいもので、普通の日常では出会わないような事象を目にした時、人は傍らにいる人にそれを見せてあげたいという気持ちになるものだと思う。

周囲に誰もおらず、たった一人だけでそれを見たら、ある人はカメラで撮影し、ある人は絵を描き、ある人は言葉を使ってそのすばらしい出来事を記録し、なんとか他人に伝えようと思うはずだと私は信じている。俳句という世界一短い定型詩につながっている詩人のはしくれだから、そう思うのかもしれない。

大したことではないのに「見て見て」と大騒ぎをしたら、なんと大人げない、とばかにされるだろうと、以前から「見て」と叫びたい気持ちを抑え込んでいたことに、また出会った。

国内線の飛行機に乗っていて、眼下には雲海が広がっていた。日の当たらない方の窓側の席に私は座っていた。こんな状況の時に見えるはず……と思いながら雲の中を探すと、見えた。飛行機のシルエット、その周囲を虹の輪が丸く取り囲んでいる。

特別な呼称はあるのだろうか。私に任せてくれるなら「レインボー・リース」とでも名付けよう。ちょうど今、商店街を歩けば店先でよく見かける、あのクリスマス・リースのように虹が輪を作り、その真ん中に私の乗っている飛行機の影が映っている。レインボー・リースは、しばらく追いかけてきてくれて、ふっと消えた。

「右手に富士山がきれいに見えています」という機長からのアナウンスは時々ある。でも、このレインボー・リースについて知らされたことはない。こんなにきれいなんだから、知らせてくれればいいのに。

お金の話

ゴルフの賞金王の話題が、スポーツニュースでよく取り上げられている。プロなのだから、どれくらい稼ぐのかが実力の評価になり、ランキングの基準になるのは自然の成り行きだとも思う。でも、プロスポーツの中でもテニスなどは、どの大会でどれほどの成績を収めるかでランキングが決まるし、ファイトマネーが巨額なプロボクシングでも、どれほど賞金を獲得したかでランキングが決まるというシステムは採用されていないようだ。

表だってお金のことを口にするということが、それほどスムーズに受け入れられなかったわが国の文化の中で、ゴルフだけはどうして、こういう方法でランキングを決めることがすんなり受容されたのか、興味深い。

その昔、夫婦で歌舞伎公演にお呼ばれしたことがあった。カミさんが用事で行かれず、当時中学生だった長女を連れて出かけた。先輩のご夫婦と一緒に、今は壊されてしまった歌舞伎座の食堂で食事をした。

先輩は、小児科医で大学勤め、奥さんも同業で開業をしておられた。少々冗談のキツイ人で、食事中に何回も「君のところは子だくさんなのに加えて、病院勤めの安月給じゃ、貧乏から抜け出せないのは仕方がないな。今度、何か食べ物でも送ってやるわ」と繰り返した。

舞台がはねて、家に帰る途中で娘が「あの先生はひどい人だわ。本当に貧乏な人に向かって、貧乏だ、貧乏だと言い募るのは、人間として間違っている」と言いながら憤慨していた。

父である私は笑いをこらえて「そうだね。お金のことを言われると、せっかくのごちそうがまずくなるね」と答えた。二十年も前の日本での話。

再会

　先年、孤独死が社会問題になり始めたころに、遺品の片付けと始末をしてくれる商売があることを知った。

　病院の中にある私のオフィスが、定年退職を前に今、大変なことになっている。四十年分の資料が山積みになっていて、ある女医さん（女性医師と書かなければならないのかもしれないが、それでは彼女のホンワカとした雰囲気が伝わらない）は、「先生、必要なものだけ、お持ちになったら、あとは遺品回収業の方にでもお願いしますから」とまで言ってくれるほどだ。

　このところ休診にさせてもらって、後片付けをしている。ちょっと息抜きに外来をのぞきに行ってみたら、エレベーターの前で懐かしい患者さんに出会った。重症の脳炎だった子で、神経の専門医が担当していたものの、私とは大の仲良しだったヨウちゃん。お父さんが言う。

「ほら、会えたじゃないか。外来の近くに行けば、先生と会えるかもしれないって言って来たところだったんですよ。よかったな、ヨウスケ」

　久しぶりのにこにこ顔、握手、ハグ。彼はもう三十三歳になった。作業所で働いて、グループホームで暮らしているとか。全身で喜んでくれるので、こちらも涙が出るほどうれしくなる。

三人で本館への渡り廊下を話しながら歩いていると、向からアッコちゃんとお母さんが来た。赤ちゃんの時、小児がんだった彼女も、もう三十一歳。同じようにもともと発達の遅延があり、グループホームにいる。喜び全身表現隊の一人。二人とも三十年も前の患者さんだ。今までの登場人物が総出演する、NHKの朝ドラの最終回みたいな日だった。

生前葬

一年間、書かせていただいた「医人俳人」も、今回でめでたく終了する。それと同時に、私の聖路加国際病院での小児科部長、副院長としての勤務もおしまいとなる。

一九四八年一月二日生まれなので、来年の二〇一三年一月二日に六十五歳。その日が定年退職なのだが、お正月休みの真っただ中なので、今年の仕事納めの日が、私の年貢納めの日になる。

日野原重明理事長を筆頭に、病院の主だった面々が発起人になって、定年をお祝いする会を開いてくれた。

大学の同級生、小児科医の仲間、俳句や文学を通じての友人等々、たくさんのお世話になった大事な人に囲まれて幸福な時間だった。

世の中というものは、縁あるものとのつながりでできていると昔の偉いお坊さんが言っておられる。その通りだと思う。

一人ずつに「本当にお世話になり、ありがとうございました」とお礼を申し上げながら、私は自身の生前葬の中にいるような気分になった。

小児科の仲間たちが、私の四十年を彼らなりにどう思ったかをつづった一種の業績集のようなものを作ってくれた。その最後のページに、私が謝辞に代わりに辞世の句とでもいうようなものを載せている。

極め付《つき》の数へ日二〇一二年　　喨々

「数へ日」とは、「今年もあといく日」と、指折り数えるほどに暮れが押しせまること、またそのような日々を指す季語。人生の中で、これほど「きわめつき」の年の暮れはないなと思いながら、このところの日々を過ごしている。

この連載でいただいたご縁に感謝しつつ。

（初出　共同通信配信〈毎週〉二〇一二年一月〜二〇一二年十二月「医人俳人」）

Ⅲ　子どもをみつめて

チーちゃんが残してくれたもの

戦後のベビーブームに誕生した私たちの数は半端ではありませんでした。ほんとうに向こう三軒両隣に同い年の子がいたのです。私が育った町には幼稚園もありませんでした。

復興に向けておとなは一生懸命に働かなければなりませんでしたから、子どもたちを預かる施設が、どうしても必要となりました。それで町は保育園を作ったのです。

私はその保育園の第一回の卒園生です。もう六十年近くも昔のことですが、その頃の楽しい思い出は、いっぱい頭の中に残っています。小学校、中学校よりも、私は保育園でたくさん学んだ気がします。

学校に入学するまでの幼児期の大切な記憶が私に小児科医への道を進ませたようにも思います。今でも保育園に通っていた頃の私に簡単に戻ることができるわけですから、小学生の時代へタイムスリップすることなどわけもないのです。

自分が通り過ぎてきた子ども時代を重ね合わせて病気の子どもたちに共感することを続けているうちに、小児科医も年をとってきました。でも、まだまだ大丈夫。自分が子どもだったということを毎日、実感しながら生きています。

今年のお正月、聖路加国際病院小児科の先々代のチーフ、山本高次郎先生にお目にかかりました。九十二歳になられ、足が弱くなられたものの頭はクリアでいらっしゃいます。似たようなお話をしてくださいました。

「内科医はうしろを振り返る機会に恵まれない。でも、小児科医は一日のうちに自分の子ども時代を思い出しながら仕事をする」

というのです。私たちは、子どもに関わりながら暮らしていることを幸福だと思わないといけません。

私はこの連載で、その月に出会った子どもたちの話を書きます。きっと同じような子がみなさんのまわりにいるはずです。

今日は建国記念日で私にとって久しぶりのお休みの日です。今日の夕方、チーちゃんのお通夜があり、埼玉の川越まで出かけます。お休みの日だから行くことができる。今日がその日で良かったなと思います。

六歳のチーちゃんが、白血病で入院してきたのは一昨年の五月でした。今では八割近くが治るようになりましたが、チーちゃんの病気は特に治りにくいタイプで、お薬だけでいくか、血液幹細胞移植をするかが、いったん良くなったところで話し合われました。チーちゃんはご両親が必死に望んで授かった一人っ子だったので、移植をするならリンパ球の型のちょっとだけずれたお父さんからもらわなければなりません。当然、さまざまな合併症も後々考えられました。相談の結果、ご両親は、移植は万が一の再発に備えてとっておくという選択をなさいました。私たちも、それで良いと思いました。経過は順調で、十か月ほどの入院のあと去年の春に退院して元気で四、五か月を過ごしたのですが、残念なことに七月に再発して病院に戻ってきてしまいました。

再発が確定し、また入院して、大変な治療を始めなければならない、少し入院も長いかもしれないことをお母さんから聞かされ、チーちゃんは、しばらく泣いたそうです。お母さんは、初めから移植を選択すべきだったのかもしれないと思い、素直な気持ちでチーちゃんに、ごめんねと言いました。すると逆に「パパとママが悪いんじゃない。病気が悪いんだよ。パパとママは、一番良いと思って選んでくれたんだから」となぐさめられてしまったと、お母さんが話してくれました。次の日の朝、早くに起きて、チーちゃんは自分のお部屋をきちんと片づけてから入院しました。お薬で白血病細胞を減らし、お父さんから移植をしました。十月の中旬でした。うまくいったかに思えたのですが二か月もしないで、また再発。結局、治せなかったのです。亡くなる少し前、静かに眠り続けるチーちゃんの枕元に、女子パウロ会の『マザー・テレサ　日々のことば』という本が置いてありました。ミッションの小学校に通っているチーちゃんに、看護師さんの一人がプレゼントしてくれたとか。「うちの家族は半分がカトリックなので同じ本が棚にありますよ。私は仏教徒だけど」とお母さんに話した、その夜に、その日のページを見て私はびっくりしました。「お医者様方へ」という言葉なのです。

「お医者様であるということは（中略）苦しんでいるひとりひとりの中におられる神ご自身に触

れることです」

同じ日にお母さんも、そのページを見て偶然に驚かれたようです。実はそのページでびっくりした時に、ウチのカトリック集団の元締めである家内の誕生日にあたる日のページを見て、もっとビックリしていたのです。そこには重い病気の赤ちゃんを何とかしてほしいとマザーのところに来たお母さんへの言葉がありました。

「神はあなたにこのすばらしい命の贈り物をくださいました。もし神が、その贈り物を返してほしいとお望みなら、どうか愛をもって喜んで差し上げてください」

勇気が足りず、チーちゃんのベッドサイドのお母さんには言えませんでした。

男の子の困った習性？

東京都は、地域で開業している小児科医と病院が協力して夕方から夜の外来を行うという事業を展開しています。その一環で中央区の小児科の先生にお手伝いをいただいて、七時から十時まで、うちの外来もオープンしているので、月に二回ぐらい私にも当番がまわってきます。

今年になってから、六、七回しかやっていないのに、なんと三人も鼻の穴に異物をつめ込んで取れなくなったという子が連れてこられました。もちろん別々の日です。

まずひとり目は、五歳の男の子です。パチンコの玉を右の鼻の穴に押し込んでしまいました。一緒に外来を手伝ってくれていた若い先生が、ピンセットを使って取ろうとしましたが、何せ丸い金属球なので引っかかりもしません。しぼり出そうとしてもはまりこんでいてだめ。そこで、亀の甲より年の劫《こう》で私が呼ばれました。

私が使ったのは、事務用のクリップです。少し大きめのクリップをのばして、先をループ状にします。それに白色ワセリンをつけて滑りをよくしてから鼻の粘膜とパチンコ玉の間に入れてループで引っかけてスポン。一発でした。

次の子は三歳の男の子。ミニカーのゴムタイヤを車輪から外して遊んでいるうちに、鼻の穴の中に入れてしまったのです。耳鏡を使ってのぞいてみると、わりあい近くにゴムのタイヤが見えました。これなら簡単に取れるだろうと思えるようなはまり具合です。それに加えて小さい子なのに鼻をかむのがうまいのです。鼻水と一緒に出るだろうと軽く考えて、おだてて何回か鼻をかんでもらいましたがビクともしません。それならと外来でよく使う耳垢鉗子《じこうかんし》という耳掃除用のピンセットのようなもので、はさんでつまみ出そうとしましたが、タイヤの幅が鉗子よりもかなり大きくてつかみきれません。泣き始めてしまいました。大きく泣きじゃくるたびに、だんだん中へ入っていってしまいます。そこで、再びクリップの登場です。今度はクリップを一本の針金にして先から二ミリぐらいの所を直角に曲げました。ゴムタイヤのまん中にこのカギを引っかけて引っぱり出す作戦です。あばれ始めた三歳の子を看護師さん二人におさえてもらって、なんとか成功。

三人目はおもちゃのピストルの弾を鼻の穴の奥の奥まで入れてしまったという四歳の男の子です。プラスチック製なので、レントゲン写真にも写りません。のぞいても見えないのですが、ご両親は確かに入れたのを見ているし、どこかに引っかかっていて、寝てから気管にでも入ってしまったら大変だと、とても心配していました。鼻の穴のつまり具合を見るのに、金属製の舌圧子《ぜつあつし》や小さな鏡はとても便利です。鼻の下のところにあてて鼻から息をしてもらって、曇るかどうかを見ればいいのです。異物を押し込んだという左側の鼻もつまってはいないようです。

「もう飲み込んだんじゃないかな」

と言っても、一緒に遊んでいたお父さんは、お母さんの手前も責任を感じるらしく、

「なんとか取ってもらえませんか」

とねばります。そこに在るかどうかが判らないものを取るのはきわめて難しいことをよく説明して、もし在れば出てくるはずという方法で取ることにしました。膀胱に留置するバルーンカテーテル（管）を使いました。本来ならばこのカテーテルは尿道から膀胱へ入れられてそこでバルーンをふくらまし抜けないようにして留置するものです。これを問題の鼻の穴に入れてみると割と楽に鼻から食道の方へ進みます。

「やっぱり、もうないみたい」

と言いながら、バルーンを少しふくらましてから、引き抜いてみましたが、目的のものは、かき出すことができません。

「ないね。もう」

「あー、そうですか」

で、やっと両親も納得して、無事帰ることになりました。

三歳から五歳ぐらいの男の子は鼻も耳も口も、体のどこかに穴があると何かを入れてみたくなる本能があるのかもしれません。新聞配達のおじさんが耳の穴に十円玉をはさんでいるのを見ては一円玉で真似をしてみたり、大工さんが口の中にいっぱい釘をくわえてトンカチでトントンしているのをうっとりしながら見ていたりした私としては、よくわかる気分です。

私が使用した高等テクニックは若い先生たちには思いつかないもののようです。とても感心してもらうことができました。

でも、これって野原で遊んでいて、ビー玉を穴ボコにおっことした時に、落ちている針金を使って回収したことの応用です。

ひょっとしたら、四歳児の私がガキ大将の小学生から教えてもらった方法かもしれません。ガキ大将になった気分で研修医と遅い夕食を食べました。

ヒトデを海にかえすように

五月二十一日の午後に私たちの病院に英国にある子どもたちのためのホスピス「ヘレン・ダグラスハウス」からスペシャルゲストが来てくれました。この施設を利用している患者さん五人とそのお母さん、ナース、ドクター、創設者のシスター・フランシス、それにマネージャーのトム・ヒル氏です。

現在、わが国でも、おとなのホスピスはよく知られるようになりました。聖路加にもホスピス（緩和ケア）病棟があります。一般には、ホスピスというのは終末期のがん患者さんが残りの時間を輝かせるべく入院する場所と思われていますが、英国の子どもホスピスは少し様子が違います。利用するのは、先天性の神経筋疾患たとえば筋ジストロフィー、染色体異常、先天性代謝異常など、治すのが難しく、平均寿命に達するまで生きることは困難と思われる病気の子どもたちです。もちろん脳腫瘍や他の小児がんで同じような状況にたち至った子どもたちも含まれています。彼らは例外なく訪問看護師さんがお手伝いをしながら、在宅でケアされています。

そのような子どもたちと家族の両方に、家以外の場所でゆっくりする時間をつくってあげようというのが、英国の小児ホスピスの目的なのです。レスパイトと呼ばれる、この休息の時間が、患者さんと家族を、「明日から、また張り切って生きよう」という気持ちにさせるのです。

英国政府から資金のごく一部は出ているらしいのですが、費用の多くは寄付に頼り、ケアそのものはプロのナースが行うものの、周辺の仕事はボランティアが手伝いながら、着実に成果をあげてきています。

この日本への旅行を企画、支援しているのは、在英邦人の喜谷さんご夫婦です。四年ほど前にも一度、私たちの病院に同じ「ヘレン・ダグラスハウス」の子どもたちを連れてこられたことがありました。前回はチャペルつながりで来院され、その当日に何の説明も受けないまま「ヘレン・ダグラスハウス」の一行と交流させられたので、よく事情がのみ込めませんでした。ホスピスに入院している子どもたちという触れ込みでしたので、小児がんの終末期の子が最後の思い出作りに来ているのかなと思って交流場所のホールに行ったら、がんの子は一人もいなかったのです。しかし、今回は、その後、喜谷さんとのつながりもできて、あちらの情勢もよくわかってきてからの交流でしたので、それなりの準備をして臨むことができました。

昨年のことです。小児の在宅医療と緩和ケアに興味をもっている人が集まり、小さな研究会をたちあげました。全日本的なネットワークをつくろうという計画です。

事務局長は千葉県の松戸で「あおぞら診療所」という無床の在宅診療をやっている前田浩利先生が引き受けてくれました。代表は一番年長の私です。子どもの在宅ケアだけで仕事をなりたたせるのは、わが国においては難しく、前田先生は小児科医ながら、おとなの在宅ケアも一生懸命にやっています。それに加えて、子どもの在宅ケアに情熱を傾ける数人の小児科医が世話人になっています。

今回の交流会は、子どもに「いのち」の授業を届けるNPO「ビバーチェ」のみなさんも手伝ってくれることになり、能のおはやしや表千家のお茶までついたゴージャスなものになりました。英国からの五人が全員車椅子だったので、私たちの方も、同じように車椅子を使っているお友達に声をかけて来てもらいました。

サプライズは皇后様のおでましでした。お忙しい公務の合間をぬって子どもたちにお声をかけにおでまし下さったのです。みんなビックリ、大喜びでした。

そのあと、五時半から聖路加看護大学で、「Live Deep」というシンポジウムを行いました。「ヘレン・ダグラスハウス」の紹介の映像を見て、シスター・フランシス、トム・ヒル氏、利用者代表のお母さんが、それぞれの立場で熱く語ってくれました。この施設のシンボルはヒトデです。

そのわけをシスター・フランシスが話してくれました。

「ある朝、海辺にたくさんのヒトデが打ちあげられていました。一人の若者が、ひとつずつ拾っては海の中に投げてかえしてあげているのを見て、通りがかった老人が、星の数ほども転がっているのだから、一つ二つ助けても無駄だよと声をかけました。すると若者は、にっこりして、でも海に戻れたヒトデにとっては大きな幸福ですと言ったそうです。私たちのハウスもそんな仕事をしたいのです」

医学が進歩して、今まで治せなかった病気がどんどん治るようになってはきました。でも治せない病気が世の中からなくなることはないでしょう。そんな状況にたち至った子どもと家族を私たちはどう支えるべきなのか。
もっと、もっとと実験的治療を望む風潮の中で考えてしまいます。

がんと闘う子どもたちのいのちの記録

私がアメリカでの臨床研修生活を終えて日本に帰って来たのが一九八〇年でしたので、来年で三十一年の月日が経ちます。そこでの私の恩師はストゥ先生。日系二世の素晴らしい人で、戦後、広島、長崎で被爆した子どもたちの診療にあたった後、テキサス大学M・D・アンダーソン病院の小児科で一生を小児がん治療研究に捧げられました。

日本に帰る私をオフィスに呼んで彼は「宿題」を与えてくれました。一番難しそうだと思ったのは、「子どもたちへの病気の説明の際の病名の告知」でした。

私が初めて十歳の女の子に病態をくわしく説明し治療について話し、この病気は「白血病」と呼ばれていると病名を告知したのは、一九八六年のことでした。ストゥ先生の宿題を仕上げるまでになんと六年もかかったのです。その間に先生も亡くなられてしまいました。

日本の文化には、子どもたちを一人の人間として扱い、病気の説明を十分にした上で頑張ってもらうというやり方は、なかなか馴染《なじ》まず、十年ほどが経過しても、病名を知らされている小児がんの子どもたちは、まだまだマイノリティ（少数派）でした。

彼らに、仲間との話し合いの場所を提供しようと考えて、夏のキャンプを始めました。第一回は一九九八年です。細谷、月本、石本の三人の小児科医が言い出しっぺの中におり、スマート(細)・ムン(月)・ストン(石)、スマートムンストンと名付けられたこのキャンプは、雑務をやってくれる中島さんをはじめ一人のスタッフの脱落もなく、海や山の大自然の中で、十年以上続いています。

同じ病いを持つ子どもたちが集い、自然の中で時間を共有するだけでも意味があると思い始めたのですが、その成果は絶大でした。

スタッフの中から、この子どもたちの成長と、世の中の流れを何とか記録して残してあげたいという意見が出ました。

スタッフの中の一人、毎日新聞社の本橋さんが長期記録映画ならこの人しかいないと、イチオシだったのがドキュメンタリー映画監督の伊勢真一さんでした。

それから十年間。毎年七月下旬に伊勢さんの仕事仲間は実に誠実に、それも楽しみながら、がんの子どもたちのキャンプを撮り続けました。毎年、一編ずつその年の記録映画ができていきました。タイトルは私のキャンプでの一句、〈ヨットヨット風のかたちは帆のかたち〉から「風のかたち」、音楽付きの本格的な作品なのですが、今までは参加した子どもたちとその家族だけで、その年のクリスマス会に楽しんできました。プライバシーの問題ゆえに、なかなか公開できないもどかしさに悩む伊勢さんに私は、「十年経ったらベネチア映画祭へ行こう」と言い続けました。そしてようやく今年、すべての登場人物の了承がもらえて十年の総集編、劇場公開のドキュメンタリー巨編『風のかたち―小児がんと仲間たちの10年―』が完成し、八月一日から一か月、東京のポレポレ東中野で上映されました。

十年間を考えると、見るたびに涙ばかりか声をあげて泣きそうになります。始めた頃は迂闊《うかつ》にも時の長さが、どれほどのことをもたらすかに思いいたらなかったのです。

「小学校の先生になる。命の大切さを教えてあげたい」と話したタマちゃんは、夢をかなえることなしに天国へ旅立ってしまいました。

次の年のキャンプファイヤーでの黙禱のシーンでのみなの涙。天国のタマちゃんからの命の大切さについてのメッセージが届きました。

「子どもたちのためのナースになる」

と言ったミホは夢を実現し、今、私と同じ病棟で働いています。

伊勢さんの文章からです。

〈ちょっと気恥ずかしい表現ですが、「希望」、ありのままの命がもっている「希望」のようなものを信じたい。とでも言えばいいのか……。わけ知り顔で、真実や知識を語り、あげくに「絶望」を振り回すような議論はもう沢山。小さな命が確かにもっている力と優しさと〉

病気と真正面から向き合って、闘いの中でしなやかな心を育んできている子どもたちには、スタッフ、ボランティア、撮影隊の全員が強く魅せられ、離れがたい思いでこの十二回のキャンプを一回も休まずに続けてきました。

骨肉腫で片足を切った子も、脳腫瘍で病巣と一緒に記憶まで切りとられた子もキャンプに参加しています。でも、彼らは健康です。健康とは何かについて考える時、その子なりの全能感（自分の思う通りに自分の心身を動かすことができる）を回復していれば、健康なのだろうと私は深く信じています。

ドキュメンタリー映画のかかる劇場は全国でもほんの少し。ほとんどが自主上映での映画会です。でも子どもに関わる人にはなんとか観てほしいと思う映画です。

日々の感動を忘れずにいたい

この季節になると、家に送られてくる贈呈本が急増します。特に句集が多いのは、これから様々な文学賞が決まるからなのでしょう。

今年は豚インフルエンザ騒動で忙しく目を通すことも、お礼状を書くこともできないまま、机の上に積んであります。

つい先日、私たちの句誌『一葦』の編集部から、仲間うちの鈴木智子さんが第一句集を出して、送られているはずだから、読んで論評を書けとの電話がありました。必死に本の山と格闘すること二十分余り、ようやく見つけ出すことができました。

『春筍』。地味ながら素敵な装丁の好感のもてるソフトカバーの初句集。初対面の時に作者は鈴木さんでしたが、今では遠藤さんになり、二人のお子さんのお母さんとして、高校の国語の先生として、俳人として忙しく暮らしておられます。

今回は、そうした女性が生活の中に詩、この場合は俳句を持ち込むことを考えてみたいと思います。

実は、明日、土曜日に東京・文京シビックセンターで俳句の友達、西村和子さんが「パラソル句会」というのをやることになっています。そこで「子育てと俳句」という対談をやらなければならないこともあり、「子ども」「仕事」をキーワードに、『春筍』を読んでみることにしました。

作者が初めて俳句と出合って作ってみようと思ったのは、大学を出たばかりぐらいの時、勤務先の高校に句会があり、誘われたからでした。そして、

ななかまど　いちづに人を恋ふべしと

三寒四温教室に読む相聞歌

など恋に恋する時期を経て結婚します。高校の先生ですから、読者の皆さんや私などよりも、担当している子どもたちはずっと年長です。

笑ひはじける教室にゐて九月かな

九月の透きとおるような日差しの中で体育の授業を受けている子どもたちが見えます。教室では、何があったのでしょう。はじけるような笑い声でいっぱいの中に幸福そうな若い教師がいます。

そしてお母さんになります。

母われを映す瞳や風薫る

初夏の頃のこと、赤ちゃんのつぶらな瞳に自分が映っていたことの驚き、不思議、そして喜びが伝わってきます。

佇めば吾子も青田の風を聴く

これも夏のことです。赤ちゃんを抱っこしているのか、ひょっとしたら、おんぶしていたのかもしれませんね。青田をわたる風が心地よくて、ふと立ちどまったのです。風の音が聞こえました。気がついてみると、赤ちゃんも黙って耳をすませていたというのです。

子のあとを這えば大きな夏座敷

面白い句です。夏座敷というのは夏向きに涼しげにスダレを掛けたり風鈴をぶらさげたりしてあれば、大きなお屋敷でなく、私たちのアパートの部屋も夏座敷になります。でも片づけられてカラリとしていないといけません。そんな畳の上を赤ちゃんが這って逃げていきます。それを待て待てとお母さんが追っかける。それほど広くなくとも大きく感じられたのではないでしょうか。

自分の赤ちゃんのことを詠みつつ、

雪といふ声に教師も窓に寄る

のように自分の担任する子どもたちのことも俳句にしてしまいます。この句は、クラスの子が授業中なのに窓の外を見て、「あら、雪よ！」と大声を出したのでしょう。落ちてくる天からのプレゼントのような白いものにひかれて、思わず先生も窓に寄っていったというのです。自分のことをモチーフにしながら、子どもたちの純真さを詠《うた》っています。

そして一人の女としての時間。

一息に引く口紅や夏痩せて

説明不要の句です。

そのうちお兄ちゃんは幼稚園から小学校へ。

向日葵や子に初めての通知票

時は経ち、子どもは自立していくものと思っていても、そんな日を考えると少し淋しくなるものです。

鳥渡るこの子らいつか家を捨つ

私たちは子どもを相手に仕事をしています。子どもたちという存在は、黙ってただ見ていただけでも飽きないぐらい、各人に個性があり、様々な動きをします。

自分の子でも、担任で受け持っている子でも、どちらでも大きなかかわりはありません。その子どもたちを、取り巻いている日本の豊かな四季と組み合わせながら見てみませんか。

愛情を子どもと自然に素直に注いでみてください。必ず詩情が生まれてきます。

心がゆり動かされて、いつの間にか揺れて、やさしい気持ちが湧いてくるのです。

どうも、やさしくなれなくなったと思ったら、感動を求めてください。

「伝わる」と「うつる」の不思議

もともとテレビが大好きな子どもだったのですが、この頃は、ほとんど、まったくと言っていいほど見なくなりました。見る時間がないというのが本当のところなのですが、見たいと思う番組も、そう多くないのも理由のひとつです。

でも、先日、見るともなくNHKの『ためしてガッテン』をながめていて、思わず引き込まれてしまいました。

番組のテーマは「疲れる」「疲労」でした。疲労の正体は体内にFFというタンパク質が作られることというのが最終結論。つまり体内のFFを測定すれば、その人間が、どのくらいくたびれているかが客観的にわかってしまうというのです。でも、そのタンパク質自体を測るのは、技術的にかなり難しくて労務管理などには使えそうもないので、FFが体内で作られると必然的に起こってくる別の体内の現象に注目してみた研究者がいたらしいのです。

ここからが、面白い。ほとんどすべての人間がキャリアとなっている、つまり体内で養ってあげているヒトヘルペス6型のウイルスという変なのがいます。これがFFが増加してくると口の中、つまり唾液の中にたくさん泳ぎ出してくるらしいのです。何故、そんなことが起こるのかと言うと、このウイルスは人間がくたびれてくると、〈この人の体は、ひょっとすると、もうあまり長く存在しないかもしれない〉と不安に思って、生き残るために他の人に伝染しようと唾液の中に集まってくるということでした。これを試験紙でチェックできるようにすれば、疲労度がすぐわかるはずです。

ヒトヘルペス6型は、赤ちゃんの発熱疾患でおなじみの「突発性発疹」の原因ウイルスです。この病気は四か月から一歳ぐらいの乳児に三十九度ぐらいの熱が三日ほど続いて、高熱のわりには元気だし、何だろうと思っているうちに解熱して、体にポチポチが出てきます。

二十年ほど前までは、原因不明の伝染病でした。正確に言うと一九八八年に日本の研究者が、このヘルペスウイルスを同定しました。

私が小児科の研修医を始めたのは、まだこのウイルスが見つかっていなかった時代です。

小児科の先々代の部長だった山本高治郎先生という名医が回診で私に話してくださったことがありました。

「細谷君、突発性発疹は不思議な病気でね、家族の誰かが病気で具合が悪くなった時に、赤ちゃんが発疹するんだよ。きっと、そんな時に、勢いが強くなるウイルスが家族の中にあるんだと思う」

この時に、もし私が、もう少し賢かったら、〈ふつう宿主が体調が悪くなった時に、勢いを持ってくるようなウイルスには、どんなものがあるのだろう〉と考えて、幼児期に感染して、その後一生、体内の神経節に棲《す》み込んでしまう水ぼうそうウイルスや、もっと赤ちゃんの時に歯肉口内炎を起こして、その後、やっぱり神経の根っこに永住する単純ヘルペスウイルスなどをその原因として思いついたはずなのに。実は、これらのウイルスは、ヒトヘルペス6型の親戚筋にあたるのです。

でも、当時は人を風邪っぽくさせる何種類かのウイルスが複合的に感染して突発性発疹は始まるのだろうなと、ぼんやり考えていました。

すべての事柄は、人間の観察から始まるのであると、つくづく思います。

これは、子どもたちとの生活でも、まったく同じです。

昨日、赤ちゃん健診に二歳をちょっと過ぎた子が来ました。少し生意気になっているのは年頃ですから、あたりまえです。でも、ちょっと様子が変です。お母さんにしがみついて離れません。

ついて来たおばあちゃんが、

「この頃、ひっつき虫なのよネ」

と言っています。強烈なひっつき虫なので、ちょっとお母さんに聞いてみました。

「お兄ちゃんになる予定がありますか」

お母さんは、まだおなかも目立たないのに、どうしてわかるんですかと不思議そうにしながら、

「そうなんですよ」

と答えてくれました。

お母さんが自分の体のことを考えて、少し動きを自粛したりすると、チビは、それを敏感に察知するのです。

まるで、ヒトヘルペス6型のウイルスぐらいすばやく行動に移すのです。

ベタベタのひっつき虫現象もそれでした。その時には、おばあちゃんの家にひとりでお泊まりにでかけてもらうことは、もう話してあるとのことでした。

それなら、ぜひ、おにいちゃん、おねえちゃんになる子のための絵本を一冊選んで、何回も読んでやってくださいと薦めました。

おばあちゃんとお母さんは二人で、お兄ちゃんに、

「帰り道に本屋さんに行こうね」

とさそってくれました。ウイルスの気持ちになるのは難しくとも、何十年か昔の自分に返るのはそう難しくはないはずです。

子どもの脳死臓器移植を考える

小児の脳死臓器移植を可能にするために法改正が昨年の夏に行われたのは、ご存じのことと思います。でもあまり詳しいことは子どもに関わる仕事をしておられる方々も、わかっておられないようなので今回は、少し、その解説をしてみたいと思います。子どもの「いのち」についての大切なことなので、面倒くさいと思わずに読んでください。

そもそも、わが国の臓器移植法は一九九七年に、最初のものが制定されました。この法律は臓器を提供する人自身が生前に意思表示していて、さらに家族が同意して初めて臓器をいただくことができるというもので、提供者（ドナー）の人権を最大限に尊重した、世界でも例を見ない丁重なものでした。

しかし、考えられていたほどに臓器の提供は一般化しませんでした。

加えて、わが国の民法では十五歳以上にしか生前の意思表示権が認められていないので、この法の下での子どもの脳死臓器移植は不可能でした。これは心臓移植が大切な治療法である小児循環器病の患者さんたちにとって、とくに深刻な問題でした。海外へ渡って手術をしてもらう子どもたちが毎年四、五人はいるという状況が続いています。

脳死臓器移植はドナーと、いただく側（レシピエント）両方の人としての権利を十分に考えたうえで行われるべき手術です。だからこそ、子どもに関わる医療者の集団である小児科学会もさまざまなことを考え、広報啓発をし、コメントを出してきています。

二〇〇五年には、小児脳死臓器移植を、確立した治療法として評価すること、小児においても成人と同様の自己決定権を認めるべきであること、子どもたちへの啓発、教育で、より低年齢まで自己決定できる年齢を引き下げられる可能性があること、被虐待児はドナー候補からはずすことの必要性、小児のドナーから小児のレシピエントへの移植の優先などについて見解が出されました。

今回（二〇〇九年）、あっと言う間もなく衆院、参院を通過したA案（本人の臓器提供の意思が不明でも遺族が書面で承諾すれば臓器摘出が可能）についてのコメントが二〇〇六年に出されています。それは、ほとんどの病院で被虐待児からの臓器摘出を防止するための基盤、小児の脳死の判定基準の改正、小児の意思表示権の確保に関する基盤等の整備が十分に行われていない現状で、年齢の制限をゆるくして小児脳死移植が行われれば、大混乱になることを心配したものです。意思表示できる年齢を十五歳から十二歳以上へと引き下げることから始めて、厚労省がより低年齢の小児でも臓器摘出ができるように基盤の整備を数年かけて行ったうえで法案を準備すべきだろうというものでした。

実際に〇七年に小児科学会が、小児科医に対して行ったアンケートによる小児脳死臓器移植についての意識調査によると、回答した小児科医の半数以上が、小児脳死臓器移植が必要であると認識しているものの、小児の脳死診断が可能であると考えているのは一割ほどにとどまって、前に述べた基盤整備が重要であることを物語っています。

○九年に小児科学会は、法案審議を前に意見をまとめようと努力したものの、A案がすんなり可決成立、今年（二〇一〇年）の七月には施行されることになりました。

政府はさまざまな作業で検討を重ね、厚生科学審議会の臓器移植委員会を経て、本格的な脳死臓器移植に関するガイドラインを作るものと思われます。

今回の改正法については、日本弁護士連合会などは、人の自己決定権をないがしろにするものだ、脳死が人の死だということをすべての人に押しつけるものだという主張をし、ことに小児の脳死臓器移植については、子どもの脳死判定の困難性、子どもの虐待例を見つけ出すことの難しさと、それに伴う虐待児のドナー候補からの排除の困難さ、小児救命救急体制の不完全なことを理由にあげて反対しています。

もし、あなたの周囲の子どもが脳死に近い状態になったら、どのように考えますか。

法案審議も大詰めを迎えようとしたころに、参考人として国会によばれた評論家の柳田邦男さんが、「一番大切なのはドナー候補となった家族の心情を考慮することだ」という意味の発言をなさっておられます。

息子さんが自死をはかられ、脳死の状態になったあと、十一日間をベッドサイドで過ごされたお父様の言葉だけに胸を打たれます。実際に心臓が止まってからのグリーフケアとは、また別に脳死に陥った患者さんのそばにいる家族の心情を思いやってこそ、わが国の文化を踏まえた移植医療といえるでしょう。

文化はそれぞれの国で違っていて、それを踏まえてこそのグローバリゼーションであるべきです。

（初出「3、4、5歳児の保育」〈小学館〉二〇〇九年四、五月号〜二〇一一年二、三月号「子どもをみつめて」のうち、二〇〇九年四、五月号〜二〇一〇年四、五月号までを改題）

Ⅳ　日記より

二〇一〇年

十月四日（月）

日野原重明理事長の九十九歳のお誕生日。病院のスタッフの内輪のお祝い会がホテルオークラであった。内輪と言っても二百人近くの大パーティーになった。今年、ニューヨークで公演した『葉っぱのフレディ』に出演した子ども達とのミニライブもあり、とても盛り上がった。看護部からの花束贈呈、全員からの記念品が石川副院長から日野原先生に贈られ、次いで日野原先生からの短い謝辞、の予定だったが、これが最近には珍しく長かった。みんながシーンと聞いてしまい、司会が私の所に来て耳打ちをして行く。

「おめでたい会なので、細谷先生の最後の挨拶で、また賑やかしてお開きにお願いします」

難題である。お祝いの三本締めだけではしまらない。考えついた答え、

「本日、日野原先生は『来年まで、その次の年ぐらいまでは元気でいたい』とご挨拶をなさいましたが、もう二十三年は保証されたのではないかと、私はこの会の途中で確信いたしました。先ほど、看護部のトップお二人が花束を渡したあと、日野原先生にハグハグされて喜ばれていましたが、実は、あのハグでお二人は日野原先生から十年ずつ寿命を吸い取られたのです。石川先生も握手で

三年、日野原先生にプレゼントなさいました。ですから二十三年は大丈夫ということです。この三人に感謝申しあげます。日野原先生おめでとうございます。ますますお元気で」
皆のお酒の酔いも手伝って結構うけた。

十月十四日（木）

昨夜、新潟で、がんの子の親が立ちあげた「ハートリンク」という共済型の生命保険のシンポジウムがあった。保険会社が避けて通っている小児がん経験者が入れるものを一般人が作ってしまったのだからえらい。今朝の一番の新幹線で帰京。午前中は来年、私達が主管する日本病院学会の準備のミーティングがあり、午後は千葉がんセンターの友人が、聖路加の患者さん対応について見せて欲しいということで看護師長と一緒に来たので、こちらのサービス向上委員会のチーフ谷口さんと会ってもらう。私も一緒に聞かせてもらい、いろいろ学ばせてもらう。病院の患者さんへのサービスはホテルのお客様へのそれとは少しおもむきが違って当然であることを再確認した。患者さん中心ではなく、患者さんとの協同作業で健康を取りもどすのが私達の目標である。

夜は詩人工藤直子さんご一統との「おけら句会」があった。私が宗匠役で俳号が喨々なので弟子の俳号も似てつけてある。工藤さんが祭々、斎藤ネコさんが猫々、保手濱孝さんが敲々、家業のアンコ屋さんを継がなかった眼科医の草野良明先生は餡々、なんともすごい。

身に沁むや声の嗄れたる鳥ゐて　　喨々

十月十七日（日）

今日は休養の日。とても有難い。今回ボストンに来た目的は三つある。一つはエーザイの研究所で薬剤開発をしている人達に患者さん達の生の姿を私達の映画『風のかたち―小児がんと仲間たちの10年―』を通して伝え、モティベーションを高めること。二つ目はポール・ニューマンがつくった難病の子ども達のキャンプ場「A hole in the wall gang camp（壁の穴ギャングキャンプ）」で日本の「そらぷちキッズキャンプ」の計画が、どこまで進んできたかを見てもらうこと。そして三つ目は国際小児がん学会のプログラムのひとつとしての映画会である。

今回、後援してくれているエーザイの高山さんが、午前中、ニューイングランドの紅葉を見に、独立戦争の聖地レキシントンとコンコードへ行くツアーを計画してくれた。こちらの楓は今が見頃で、本当に真赤に色づいて青空を背景に見事だ。大木なので、また日本の紅葉と違う雰囲気がある。お土産に落葉を拾う。リムジンの運転手さん（米国人）が変わった趣味の人で、いくつもの墓地めぐりをしてくれた。詩人のエマーソン一族の墓も立派だったが、小さくつつましい『若草物語』の作者オルコットのお墓が印象に残った。途中で食べさせてもらったアイスクリームのボリュームに久しぶりに驚いた。大中小の小をたのんだのに日本の家庭用ぐらいのカップに入っている。夕方、ギリギリでボストン美術館へ行く。二十年ぶりの場所である。岡倉天心が持ち出した快慶作と言われる阿弥陀如来のすばらしさに息をのんだ。

十月二十四日（日）

昨晩は、ボストンから成田、成田から伊丹へ来て、伊丹空港から奈良に直行し、東大寺の境内の華厳寮というお坊さん達が使う宿泊施設に泊めてもらった。今朝は、千三百年の静けさのうちに目が覚め、「奈良の子ども達にレスパイト・ハウスを」プロジェクトのボランティアのおばちゃんとおばあちゃん達が心をこめてこさえてくれた茶粥その他の日本の代表的スローフードからなる朝食を、なんと戒壇院の隣にある、その寮でいただいた。自分が日本に生まれて良かったなと、しみじみ思った。

レスパイトとは家族と家庭で過ごしている大変な病気や障害の子を一時お預かりして、非日常の楽しい時間を提供し、保護者、つまり家族には、お休みの時間をプレゼントすることを意味する。英国では、そのような施設を子どものホスピスと呼んでいる。日本では、おとなのためのホスピスがよく知られ、末期ガンの患者さんが終末期をより良く過ごす施設と考えられ、そのように使われてきている。これは緩和ケア病棟の入院の適応疾患が、わが国の健康保険上、「がん」と「エイズ」の進行したものに限られているという理由による。おとなのホスピスはひとつの看取りの場所として日本の文化の中に定着してきた。しかし、子どものホスピスは「生命を脅かす病気」を抱えながら、生命を耀かせて生きる子ども達が素晴らしい時間を過ごして、また家族のもとへ帰って生きるためのエネルギーをもらう場所と考えたい。

奈良女子大の講堂を使ってのシンポジウムも大成功。特にミトコンドリア脳筋症という難病で人工呼吸器を使って自宅療養している子のお母さんが、その子と華厳寮に泊まってみて感じたことについての講演は素晴らしかった。こういうのを本当にスピリチュアルな体験と呼ぶのだろうとのお話に心から共感した。

十一月六日（土）

十月の奈良に続いて、熊野市で講演をした。そのごほうびに今日は、熊野の山中の杉林に連れて行ってもらった。市役所の久保さんは森林の担当だけあって、樹木のことにやたらくわしい。誰がいつの頃に植えたか、詳しくはわかっていない杉の保護林を見せてもらった。厳重に鍵のかけてあるゲートを開けて凸凹のはげしい林道を四駆のワゴンでしばらく揺られ、ようやく到着する山の奥の奥に文政杉の美林がしずかにあった。記録などなく、文政の頃に植えられたのだろうということぐらいしかわからないと言う。約二百年の間、大切に守られてきた樹々が、一本ずつ特別なオーラを発しながら林をなしている。あたたかな静寂の中で、二百年の物語をゆっくり聴かせてもらった。

久保さんが車で松阪まで送ってくれるというので、お言葉に甘えることにした。甘えついでに尾鷲の市内で道草をお願いし、尾鷲傘なる特別な傘を探してみた。聞くところによると、日本で一番降雨量が多く風も強いこの地では、頑丈な太い骨を沢山使った丈夫な傘が作られてきたのだそうだ。どんな雨風にも負けず、絶対おちょこにはならないということなので、傘好きの私としては、なんとか一本欲しいものだと思ったのである。唯一残っている職人さんの家まではたどり着いたのだが、シャッターが閉まっていて、近所の人によると、もう商いはしていないとか。涙をのんで引き上げた。

それにしても熊野は遠い。遠いだけに素晴らしい所だ。

十一月十日（水）

病院で急な会議が五時半からあって、五時から虎ノ門で予定されていた「海の見える森」のためのプランナー最終選考のヒアリングには大幅に遅れてしまった。これは大磯に難病の子ども達と家族のためのレスパイト施設を造ろうという計画があるからだ。大磯に素敵な森があり、そこの持ち主だった株式会社「アマダ」前会長の江守さんのご遺族から「子ども達の生命のために使ってほしい」と、私達のグループにお申し出があって数年が経つ。

施設の名前を「海のみえる森」と決め、財団をつくり、仲間うちの建築の専門家がデザインのコンペを呼びかけ、四十あまりのプランが集まり、予選で四社を選び今日は、これからのパートナー一社を決める最終選考。どれも、とてもよく考えてあってプロはやっぱり違うなと思いながら楽しくプレゼンテーションを聞かせてもらった。

子どものためのホスピスの必要性は最近、ようやく多くの人に認識され始め、各地で様々な動きがある。

私達が北海道滝川市に建設中の難病の子ども達のキャンプ場「そらぷちキッズキャンプ」もキャンプのシーズン以外は地域の子ども達のためにレスパイトができればいいなと思っているし、奈良の東大寺もユニークなレスパイト構想を実行に移そうとしている。

この世の中に生まれて来た人はみんなで助け合いながら生きなければならないと、ものごころついて以来シンプルにずっと思い続けて来たように思う。時々、そんな自分自身の思いに疑問を持たされるような出来事にも出合いながら、めげずに来られたのは同じ志の人達が周囲に必ず居てくれたからなのだと、この頃つくづく有難く思う。

十二月四日（土）

俳人黒田杏子さんの結社誌『藍生』の二十周年記念大会が、お茶ノ水の山の上ホテルで行われた。夕方のパーティーの前に記念講演会があり、私が天野祐吉さんの前座を務めた。天野さんはさすがに真打ちの貫禄充分に「もっと言葉を」という題で現代社会の中でスーッと心の中にしみ込んでくる言葉がいかに少なくなってきたかについてとても面白く素晴らしいお話をなさった。文豪ゲーテの最後の言葉として知られている「もっと光を」のモジリで、なかなか高尚なタイトルである。私は井上ひさしさんのこまつ座の名作『父と暮せば』という題から「チビと暮せば」として小児科医の視点で話した。

二人ともがモジリのタイトルだったのが何かおかしく不思議だった。

十二月八日（水）

今日は第二水曜日なので外来の分担はない。七時半からの部長会のあとは病棟をブラブラして子ども達と話をする。小児科医が病気の子とつき合うときに、通常、中間に親が入る。でも、私は定年までもう二年なくなった状況で、親への説明などでは、ここ一年ぐらい少し後にひかせてもらっている。これは後輩に自信をもってもらうためであり、私自身が第一線から退く時に周囲に迷惑をかけないようにするためでもある。そんな風に親と別に子どもとつき合ってみると、これが実に面白い。昔々、良寛さんが子どもとかくれんぼをして隠れているうちに眠ってしまって日が暮れて子ども達は全員、家へ帰ってしまい、気がついたら一人ぼっちだったとの話があるが、よくわかる。

午前十時に、治癒が望めない子どものケアについて聞きたいと言う朝日新聞の記者が訪ねて来る。人間は生きものなのだから生命の長さに不公平さがともなうのは仕方がないのかもしれないが、その終わりにあたり関わられ方がひどく不公平なのは、まずい。

午後は学習院初等科へ校医として行き、そこから夕方、渋谷のＮＨＫ放送センターへ『クローズアップ現代』でコメントするために出かけた。

私の友人で子どもの在宅ケアを頑張ってやっている前田先生の患者さんのドキュメンタリーが今晩のトピックス。

十八歳の女の子が透析による延命を断わり静かに天国へ旅立つ記録である。八歳で心不全のためドイツで心臓移植、十五歳で胸郭の変形からの気管切開、声を失い、ついには腎不全になる。気管切開の後に彼女は、もし今後、何か処置が必要となったら、もうそれはしないで天国へ見送ってほしいとほほえみながら話していて、それをご両親が激しく動揺しながらも受容して行くプロセスが細やかな配慮をされながら撮影されていた。打ち合わせの部屋で、関わってきた若い女性のディレクターの説明を聞いたのだが二人でポトポト涙を落とした。

「天国はおやすみの場所です」

「みんなに感謝」
彼女が自分の声のかわりに使っていた携帯電話のメモで伝えたメッセージ。
私もまったく同じような経験を以前、しほちゃんという二十歳の女の子でしている。ふっと彼女がそばにいるような気がした。

十二月十六日（木）
大阪で日本小児がん学会、日本小児血液学会の合同学会が明日から始まる。本日は評議委員会があった。夕方にそれを終えて聖路加の真部《まなべ》淳先生を誘って奈良に移動。
奈良のホテルにチェックインして夜十時過ぎに春日大社の「御祭《おんまつり》」に参加するため指定の場所に集合した。十二時から本番が始まる。春日大社の本殿は四つあり、三番目、四番目の神様の間に九百年近く前に赤ちゃんがお生まれになり、その若宮様を御旅所へご案内し種々のごちそうを召し上がっていただき、芸事を見ていただいて楽しんでもらうという趣旨のお祭りで、八百数十年間一年も欠かさず行われているらしい。招いてくださった宮司の花山院弘匡さんは、ご先祖をたどれば、藤原頼道、そして道長まで行き着くというお家柄である。真夜中の闇、寒さ、とても得がたい体験だった。

十二月二十九日（水）
世間では、もう年末のお休みが始まっているが、聖路加は今日が仕事納め。たまたま第五水曜なので朝の会議もないし、私の外来もない。

一月に放送される「NHK俳句」にゲストでお招きを受けていて、その収録が午前中にあった。自宅から渋谷の放送センターに直行する。選者の西村和子さんが出していたお題は「成人の日」である。なかなか難しい季語で、俳句になりにくいが全国からたくさんの作品が寄せられていた。私がいただいたのは「拳二つ成人式の膝の上」（千葉県　菅谷貞夫）

一人前の男になるぞという決意が感じられる佳句だ。

お昼のお弁当をご馳走になって病院へ。夕方からチャペルで今年亡くなった子ども達のための礼拝がある。この礼拝は、何年か前からチャプレン（院内の牧師）にお願いしてチャペルが使える年末のいずれかの日の夕方に行われていた。それがいつからか、なりゆきで二十九日に固定された。この日は教会にとっては「聖なる幼子の日」という特別な日であるらしい。

クリスマスに救い主イエスが生まれたことを星の動きで知った東方の三人の博士がエルサレムにやって来た。ヘロデ王は自分の王権の危機と思い、生誕の場所を周囲の学者に調べさせたところ、ベツレヘムだという。ヘロデ王は三人の博士に、その子を探し出したら詳しい話を聞かせてほしいと頼んだが、三人はそれをしなかった。逆上したヘロデ王はベツレヘムとその周辺一帯の二歳以下の男の子を一人残らず殺してしまった。幼子イエスは事の寸前にお告げを受けてエジプトに避難していて無事だった。

実際に殺された幼子は歴史書から推定して二十人ほどだったらしい。この「幼子殉教者」を記念する日が「聖なる幼子の日」なのである。この日に、私達の病棟で亡くなった子ども達のための礼拝が行われるようになった偶然をとても不思議に感じる。

それにしても、イエスとその両親はなんと悲しい運命を背負わされたのだろうと思った。自分が救い主として生まれたばかりに沢山の罪のない赤ちゃんが殺されたという事実を知りながら育たなければならなかったイエス、殺された赤ちゃんの家族の悲しみと怒りを感じながらイエスを育てたマリアとヨゼフ、辛かっただろうと心底思った。

今年名前が読み上げられたのは八人。昨年よりも少なかった。よかった。

二〇一一年

一月二日（日）

この年末年始は慌ただしかった。三十日に田舎に帰り、三十一日に町の当番医として一日中外来をやって、元旦の一番の新幹線で帰京。そのまま病院へ出た。病院のコンピューターシステムの総入れ替えがあり、元旦、二日と紙カルテでの診療になったため、その応援のための出勤。それほどの混乱もなく新しいシステムが動き始めた。

見届けてから、茨城子ども病院の院長をしている土田昌宏先生と待合わせて、若い頃に、とてもお世話になった中澤眞平先生のお宅へ病気お見舞いをかねてご年始の挨拶に伺った。昔、少しの遠慮もなくひんぱんにお邪魔した頃のことを思い出した。その当時、東京白血病共同治療委員会のチーフだった中澤先生と三人で治療の計画について熱く議論した二十五年前への逆もどりが楽しかった。「二つもがんを背負っちゃってね」と言いながら、先生も元気でいらして結構お酒を召しあがった。奥様のおせちをおいしく頂いて、私達二人もずいぶん酔った。

一月二日は私の六十三歳の誕生日。夜、家族が集まってお祝いしてくれた。カミさんとの二人からスタートした我が家も、現在、子ども達と、その連れ合い、孫で総勢十四人になった。今年、また孫が三人生まれる予定なので来年の正月が恙《つつが》なく迎えられれば十七人になる。われながら、ちょっと驚いてしまう。

一月十日（月）成人の日

午前中は久しぶりの自由時間。ゆっくり朝風呂を浴びて遅めの朝ごはんを食べて、昼すぎに下北沢へ出かける。例の「いせフィルム」の伊勢真一監督が、がんの子ども達のキャンプを記録した映画『風のかたち』の姉妹編を作ったので、その完成上映会と新年会をあわせてやるという。西洋居酒屋、ラ・カーニャは満員の盛況だった。映画は『大丈夫。』というタイトルである。私の口癖を、そのまま使ったらしい、副題が――小児科医・細谷亮太のコトバ――となっている。十年にわたって私が言ったことが貯めてあったらしい。俳句が見出しになりながら、天国へ旅立って行った小さな仲間達が次々に登場する。人によっては深刻な映画と映るかもしれないけれど、その子達のエネルギーがヒシヒシと伝わってきた。

作家の柳田邦男さんや、絵本作家のいせひでこさんなど様々な人が来てくれて、とても楽しかった。

「少し遅ればせだけれど」というメッセージ付きで私の誕生日をお祝いしてもらった。昔々、私の患者さんだった晶子ちゃんがケーキを作ってきてくれて、みんなで「ハッピー・バースデー」を歌って終了。いい日だった。

二月三日（木）

長男の誕生日なので、忘れないうちにと、朝一番で電話をする。長男は私と同業である。

「お前、いくつになった」

「今年はウサギ年で僕は年男、ということで三十六歳だよ」

ヒェーッとばかりに驚いた。息子がもう三十代も半ばなのだという事実は、実際にかなりの衝撃だった。

〈世代〉、英語で言えばジェネレーションについて高校の英語の時間に習った事を思い出した。〈もともとジェネレーションとは、親のあとを継いで子にそれを譲るまでの期間を指し、およそ三十年ほど〉

大学を卒業して医師免許をもらって研修医になりアメリカへ行って、一人前になったかなと自分で思えるようになってから三十年ほど経過した。やっぱりジェネレーションてそんなものなのだと一人で納得する。

夜はカミさんに雨戸を開けさせ豆をまいた。

二月五日（土）

朝八時過ぎの特急で札幌、そして新千歳空港へ。十一時十分発のＪＡＬに乗り秋田へ飛ぶ。大学の一年後輩の浅沼義博君が迎えに出てくれていた。彼は秋田大学で教授をしている。今日は「がん拠点病院」として「がんプロフェッショナルプログラム」なるものの事業のひとつとして公開シンポジウムをやる担当にあたっているらしく、演者の中に私を加えてくれたのだ。会場のホテルにチェックインして浅沼君ご夫妻にランチをごちそうになった。奥さんは私のクラスメートの臼井恵二君の妹。旦那も奥さんも数十年ぶりに会ったが、昔の面影がちゃんと残っていた。

夕方までの時間を有効に使って彼女の通っている小さな教会で「いのち」の話をする。急な会だったのに五十人ほどの方が集まってくださって、かわいいパイプオルガンのあるお堂が満員になった。夕方から本番の「小児がん」の講演があり、最後は秋田市の川端という料亭街にあるお店で、おいしいキリタンポ鍋その他大ごちそうにあずかる。懐かしいクラスメート、湯沢の松田尚太郎君も同席してくれた。秋田泊。

二月六日(日)

秋田のホテルを朝六時に出発して七時二十五分発の全日空に乗り、成田で乗り継いで福岡に飛ぶ。福岡十時五十五分着。日本中が素晴らしい天気で鳥海山も、とてもきれいに見えた。博多空港から会場近くの箱崎宮前まで地下鉄で移動する。折角のお天気なので筥崎《はこざき》八幡宮にお参りをする。筥の字を使うのは畏れ多いとの思いで箱崎宮前という駅の表記になったとか。楼門には亀山上皇が寄進した醍醐天皇の宸筆《しんぴつ》と伝えられる「敵国降伏《ごうぶく》」という立派な扁額《へんがく》が掲げてある。因みに敵国というのは元寇《げんこう》の役の敵国であるとか。あの神風もこの八幡様が吹かせたらしい。あまりのご威光のすごさにお守りを求めることにした。私の三人の息子の嫁さんが今年中にみんな出産が予定されているので安産のお守りを買う。

「みっつください」

と言ったら若い巫女さんが不思議そうな顔をした。八幡様の近くのホテルでの、全国の学校図書館の司書達の会で「本と私の子ども達」というテーマでお話をする。今日は山形の細谷医院は臼井君が代わりにやってくれている。夕方、六時二十分帰京。目黒の八雲に帰ったら、長男がはるとさくらの二人を連れて夕食を食べに来ていた。お母さんが少しくたびれたらしい。せがまれて、二回目の豆まきをする。山形式の「鬼は外、鬼は外、福は内、福は内、天打ち地打ち四方打ち、鬼の目ン玉ぶっつぶせー」というのを教えてやった。

また明日から一週間が始まる。私の病院の外での活動を見て、「先生、病院でも仕事をしているんですか」などと聞く人がいるが、月曜日から金曜日まで、少なくとも週五日は、朝七時半に出勤のタイムレコーダーを押し、夜九時過ぎに退勤のタイムレコーダーを押し、その間は病院の業務をこなしているのです。だから少し疲れるんだなと、この頃になって、ようやく合点がいきだした。

でも、この週末にかけての三日も、いろんな人と会えて、いろんなことができて楽しかった。

三月三日（木）

病院のプレイルームには、お雛様が飾られて保育士主導で「ひな祭り」が行われ、「あかりをつけましょ、ぼんぼりに」が去年とはまた違ったメンバーによって歌われた。

病棟では毎月、子ども達が参加して何らかのイベントがある。一月はお正月のお餅つき、二月は節分の豆まき、三月はひな祭り、四月はお花見。それぞれにテーマソングはあるのだが、この「ひな祭り」の歌は、七夕の時の「笹の葉さーらさら」と一、二を争う名曲だと思う。

あの歌の中に何番だったか忘れてしまったが「お嫁にいらした姉様《ねえさま》によく似た官女の白い顔」というのがある。私は長男で、自分にお姉さんがいたらどんなに嬉しかったろうと残念無念に思っていたので、あの歌詞は自分の大好きなお姉さんがお嫁に行ってしまった時の感慨だと今の今まで信じて疑わなかった。でもちょっとおかしい。「いらっしゃる」という敬語は、日本語では「行く」にも「来る」にも使うから、そう信じて歌っていた自分も大間違いとは言えないかもしれないが、果たして姉妹の間で、「いらした」のような尊敬語が使われるだろうか。これは甚だ疑問である。とすれば、この歌詞の姉様はお兄さんの所にお嫁に来た義姉様《ねえさま》なのかもしれないと、この日記を書きながら思いついた。

お嫁入りの日に見た白塗りのきれいなお義姉さんの顔が官女と似ていたというのではどうだろう。それはそれで妹の感情としてはよくわかる。

俳句の友達二人に早速、電話をかけて質問してみた。一人は慶応義塾の国文科卒、もう一人は国学院の国文科卒である。この二人は困った時の私の国文法の先生で常にお世話になっている。彼らも、私が信じ込んでいたように今の今まで思っていたらしい。つまり実のお姉さんがお嫁に行ったと。そして一人は、これほどの尊敬語は実の姉には使われないはずだから、この「ねえさま」は「あによめ」に違いないと、私の意見に賛成してくれた。もう一人は、上流階級ならば、そんな言いまわしも不思議ではないから、どちらにも解釈できるが、と前置きして「しみじみ感」は官女の顔を見てお嫁に行ってしまった実のお姉さんの事を思い出す方が優っているかもね、と半分くらいしか賛成してくれなかった。

まあどっちでもいいのだろうが、日本語は面白い。

夜、聖路加艮陵《ごんりよう》会の送別会があった。東北大学医学部の同窓会は昔から艮陵会と呼ばれている。艮《うしとら》は十二支の二時（丑《うし》）と四時の（寅《とら》）の間で、北東を指し、陵は丘と同意で艮陵会。誰が命名したかは知らないが、素朴な響きが良い。

今年も三人の同窓生が研修を終えて巣立って行く。銀座のアショカというインド料理屋さんが会場だった。

三月十一日（金）

午前中の外来が長引いて、さすがの私も少しイライラした。十二時四十五分から聖路加ライフサイエンス研究所という公益財団の理事会が院内の五階会議室であり、柄にもなく私に議長の役が回ってきていたから。でも何とか間に合わせることができた。十二時半から、用意してあったお弁当を十分ほどで腹に入れ、予定通り開会して一時間弱で終了した。その後、二時からは六階小児病棟のプレイルームで多職種によるカンファランスがあった。医師、看護師、教師、臨床心理士、保育士、ソーシャル・ワーカー、栄養士、薬剤師、チャイルドライフスペシャリスト、チャプレン（牧師）が一堂に会して、病棟に入院中の患者さんの心理社会的な問題を話し合う、この会は通称「金曜会」と呼ばれ、病気の子を一人の人間としてケアして行く上できわめて重要なものである。

この会の最中に、大地震が来た。

二時四十五分を過ぎた頃に病棟は激しく揺れだした。

「これは大きいですね」

アメリカ人のチャプレンのケビンに言われなくとも、ただごとでないのがよくわかる。周囲の建物から崩れ始めるだろうと窓の外を見る。高い建物から割れたガラスが落ちてくるような事はなかった。しかし、ひどい揺れである。点滴のスタンドが倒れないように担当の医者や看護師がベッドサイドで必死に押さえている。

地震の度に私自身は、

「もうこれでおしまいかな」

と思うのだが、今回は決定的だと本当に観念した。東京はなんとか大丈夫のままで地震はおさまった。聖路加の建物は耐震構造とは言うもののずいぶんと揺れて傷んだ。三つの部分に分かれて揺れるらしく、コネクション部分を中心に打撃を受けた。六階から上のエレベーターホールの壁が見事に全部、ゆがんではがれた。加えて十階のスプリンクラーが破損し大洪水が下の各階に及んだ。

幸いに怪我人は発生しなかったが、公共交通機関が麻痺して、かなりの数の方々が家に帰ることができず、礼拝堂のトイスラーホールや廊下にあふれた。故郷、東北が大変らしい。どこにかけても電話が通じない。

四月一日（金）

エイプリル・フール。私の俳句に、

　赤ちゃん健診ちんぽこばかり四月馬鹿

というのがある。つい、数年前にこんな陽気な気分の四月一日もあったのだと、つくづく思う。東日本大震災から三週目の金曜日が来た。大学の同級生には被災した病院の院長や副院長を務めているのが沢山いる。気仙沼市立病院も石巻日赤病院もそうだ。みんな、どんなに大変な思いをしているだろう。誰一人も生命を落とすことなく病院救護所で頑張っているのは不幸中の幸いであるが。

今年度の新入職員の第一日目が今日から始まる。朝、チャペルで新入職員を迎えての感謝礼拝があった。彼らはこれから数日間、オリエンテーション漬けになる。日毎に大震災のために死亡した人、行方不明のままの人の数がどんどん増えていく。福島の原発も先が見えない。こんな中で新しい生活のスタートを切らなければならない彼らを気の毒に思いながら、この思いをバネに医療者として志気が高くなるように祈った。

四月七日（木）

昨年の暮れに、ＮＨＫラジオで朝の帯番組『ラジオビタミン』をやっている村上信夫アナウンサーから電話をもらった。村上さんとは絵本の読み聞かせの会を一緒にやったり、番組にゲストで呼んでもらったりのつき合いである。

「細谷さん、春になったら番組で架空の赤ちゃんを〝誕生させる〟つもりです。一か月に一回ぐらいスタジオに来て、赤ちゃんの成長についての話をしてくれませんか」

面白そうだと思ったので引き受けたのだがこんな平和な企画が、震災の影響でどうなるのかわからないまま四月になった。結局、希望のシンボルとしての赤ちゃんは予定どおりに生まれることになった。

「九時半からの出番ですから、九時前にスタジオに来てください」

と担当の広瀬さんから連絡があり、家から渋谷の放送センターに直行する。

プライベートには、今年中に長男のところに三人目、二男のところに二人目、三男のところに初めての赤ちゃん（つまり私にとっての孫）が生まれる予定である。そのトップを切って二男夫婦に男の子が生まれたとの知らせが番組が始まる直前に届いた。五人目の孫、初めての男の子である。絶妙のタイミングと言える。二男夫婦は前もって男の子か女の子か知らされていたらしい。あっと言う間に名前も決まった。「朋生」君と言う。これから再生しなければならない故郷東北にむけてのエールの様にも聞こえる。

「良い名前だ」

とほめてやった。

二男は自分の名前（周史）の画数とそろえて名前を決めたらしい。彼もいろいろ苦労してきたのに、彼自身のこれまでが良い人生の時間だったと思ってくれていることを知り、とてもうれしく感激しながら電話を切った。

放送も無事終了して、スタジオの外へ出たら次のゲストが待っていた。元旭山動物園飼育係の絵本作家、あべ弘士さん。彼も友達。

「なーんだ、細谷先生か。どうも声が似ていると思った」

ちょうど、良い機会なので持っていた私の新しい絵本『なみだ』を渡す。地震の日に刷り上がって一週間目に発行となった運命的な本。ずーっと長い間、あたためていた「なみだ」を主題にした大人のための絵本である。スタジオに入るあべさんと、

「どうも、どうも。では、またどこかで」

と言って別れた。

四月十四日（木）

十時に『朝日小学生新聞』の若い女性記者が「先日、第一例目として行われた小児からの脳死臓器移植について」の質問をしに訪ねて来る。

小学生に「人間の生死」「医療として人間は、どこまで踏み込んで技術を使うことが許されるのか」をわかりやすく解説することは、ますます大事になってきたことを実感する。

子どもにも一人の人間として、自分に関わる、特に生死に関わる問題についての意見を述べる権利は保障されているのだから。

自分の考えをまとめながらも、人にわかってもらうように物事を伝えるということで思索を深めることができる。私にとっても、有意義な一時間だった。

それにしても、今回の大津波で亡くなった数万人の人には、それぞれに小児脳死臓器移植第一例目の少年と同じような「いのち」に関わるストーリーがあるのだと思うと、胸が張り裂けそうになる。

五月十五日（日）

昨日の午後の便で広島に来た。広島大学の小児科病棟を見せてもらい、それから小児科の教授をはじめとする先生達と小児がん経験者の子ども達（と言っても、もう立派なおとなだが）、それに小児がんの子の親の会の人達との懇親会。大学病院の近くの洋食屋さんで、みんな楽しく、わいわい話した。

今朝は早く起きて、午前中に子どもを亡くされた親御さんのお話し会に参加、続いてお昼過ぎから「がんの子供を守る会広島支部設立十周年記念講演会」で、病気の子どもをひとりの人間として扱うことの重要性について一時間余り話をする。私の前に大阪市立医療センターの原純一先生の講演があった。攻撃的な治療がウリの彼にしては、ずいぶん穏やかな内容で、それを受けて話そうと思っていた私は、少しあてがはずれてしまったが、気を取りなおして「トータルケア」とは何かについて語った。

広島は私のアメリカでの小児腫瘍学の恩師ストウ先生が小児科医として歩み始めた記念すべき場

所、ＡＢＣＣ（原爆傷害調査委員会、現在の放射能影響研究所）があった所で、小児がん治療の発達に深く関わっている土地なのである。福島原子力発電所の今回の事故によって、被爆国代表を自認してきたわが国が、地球を汚した加害国の仲間入りをしてしまったことを考えると暗い気持ちになる。

時間ギリギリまで質問に答えて、最終の飛行機をつかまえるべく空港に向かう。一緒に帰るソーシャル・ワーカーの樋口さんと空港の「みっちゃん」で広島風お好み焼きを食べる。あの焼そばの麺がサンドしてある厚いお好み焼きである。完食するには時間が足りずに、二人共、残りはテイクアウト、お土産用に包んでもらって、ようやく間に合った。

五月二十四日（火）

病棟にいる脳腫瘍のＥ君の病状が本格的に悪化した。十年余りの闘病の末、いよいよ難しくなってからも、ずい分よく頑張ってきたのだが、とうとう血圧が保てなくなった。それでも、強心剤、昇圧剤になんとか反応してくれたので、担当のチームも、夕方から病院のカンファランスルームで行われた下町小児科懇話会に出席して「思春期の女の子達について」の講演を聞くことができた。講師は銀座でレディス・クリニックを開業している対馬ルリ子先生。

学生時代から産婦人科はどうも苦手でサボりがちだった私にとって、先生の話は「目からウロコ」だった。もうちょっと、この領域の知識を増やさなければいけないと切実に思った。

五月二十五日（水）

まだE君は頑張ってくれている。

脳腫瘍がどうにもコントロールしきれなくなったときには、ご家族にもよく説明した上で人工呼吸器などを使っての延命は避けるのが普通である。でも、彼の場合は、親御さんが、心臓だけでも動いていてくれたらうれしいので、なんとか呼吸をアシストしてほしいと強く望まれて、こちらが折れた格好になった。しかし、なんと言っても司令塔である脳が働かなくなると、体のさまざまな臓器に狂いが生じ始める。病棟の若手の先生達がそれを細かく調整しながら、なんとかもたせて、ここまで来た。

明日までは、どうにか行けそうだと思いながら、六時過ぎに病院を出た。

今晩は、今年度に公益法人化される予定の「がんの子供を守る会」の今後について、四人ほどのメンバーで話し合うことになっている。場所は京橋のイタリアンレストラン「フィオレンティーナ」。以前に一度、同じ店で同じメンバーが集まったことがある。今回もまた、ワインも料理もなかなか良かった。話がはずんでずいぶん飲んだ。

実は、この店に入った頃に、病棟のE君が息を引き取ったらしい。私の携帯電話にうまくつながらなくて主治医の真部淳先生もいったん、私を呼ぶのを諦めたらしい。でも諦め切れずにかけてくれた電話が家に帰ったあとで鳴った。皆でお見送りをするんだったら、これから病棟へ行くつもりだったが、E君は早々に帰られたらしい。

お通夜かお葬式で「さよなら」を言おうと気持ちを切りかえた。なんとか知らせてくれた真部先生に感謝して電話を切って、酔いにまかせて寝た。

五月二十六日（木）

朝のカンファランスを終えて昼の新幹線で大阪へ。大阪大学中之島センターで、私達の小児がんの子のキャンプの記録映画の新作『大丈夫。』を上映した後、阪大学長の鷲田清一さんと監督の伊勢真一さんと私で鼎談をやった。鷲田さんとは初めてのトーク。楽しかった。

「診ていた子に死なれる」という私の言葉について臨床哲学者の鷲田さんのコメントが新鮮だった。「他人について〈死なれる〉とは言わないから、『細谷先生はかなり近い立場に立って患者さんを見送っている』」、そうかもしれない。だから時に、ひどく落ち込むのかな。でもこれが私のやり方なので仕方がない。

六月四日（土）

神戸の「いのちの電話」（自殺しようとする人を何とか思いとどまらせようと相談にのる会）の創立三十周年大会の講演によばれて出かける。例のとおり日帰り。自殺という言葉はいかにも気の毒な言葉だなと常日頃思う。「自害」「自決」「自尽」、最近では「自死」という表現も使われる。「自裁」「自死」のあたりが、どうしても死ななければならなかった、もう亡くなってしまった人への思いやりが感じられる。「自害」も「自尽」も「切腹」に通じる勇ましさが伝わってきてしまう。「自裁」は高等な知能と感情をもつ生物であるが故に、時として起こる悲劇なのだが、それを何とか思いとどまらせようとするのは、それにもまして高等な精神活動を必要とする。永遠の課題のひとつなのだと再認識しながら、話を終えて控室に戻ろうとしたら、若い素敵な女性に呼びとめられた。

彼女はナースで以前聖路加国際病院で働いていたのだという。様子から見ても、そんなに昔のことではないと思うのだが、よく覚えていない。

「食堂で、先生の前に並んだことがあって……。食券のお金が足りなかったのです。先生が、さっと百五十円を貸してくださって……。あとで伺いますと申し上げたら、私も借りっぱなしの小銭がある、こんなのはお互いさまだとおっしゃって。そのうちにと思いながら退職してしまい、今は神戸で働いています。お話をしに来られると聞いて、その時のお礼を申し上げに参りました」

と頭を下げてチョコレートを渡された。小さなパッケージだったが、とてもうれしかった。

幸福な気持ちで帰りの新幹線に乗った。

六月六日（月）

仕事を終えて「がんの子供を守る会」の理事会に出席のために浅草橋の「アフラック・ペアレントハウス」に行く。早々に切りあげて次に病児のための北海道のキャンプ「公益法人そらぷちキッズキャンプ」理事会。これは七時半から表参道にある会社の会議室で開かれる。浅草橋から表参道に移動すると、東京という町が様々な顔を持っていることを強く思い知らされる。表参道での会議は昨年の暮れ以来である。クリスマスの電飾が華やかで歩いている女の人達も、とてもきれいだった。その時と比べると震災の後なので節電が徹底し、町全体が明るさを落としている。だから余計に歩いている人達が懐かしく思える。

六月七日（火）

「血液外来」を終えて大急ぎで目白の学習院大学へ行く。大学から初等科までの保健関係者が集まる衛生委員会なる会議が五時から。自分の車で出かけて、終了後、本郷三丁目の東大赤門のすぐそばにある角川書店のビルに移動。七時半から柳田邦男さんと月刊誌『俳句』の特別企画「いのちと言葉」のために対談をする。柳田さんは私と同じ子年で、一まわり上でいらっしゃる。初めてお会いしたのは、それも対談の席で、今から二十五年以上も前のこと、私が三十代で柳田さんは四十代だった。それ以来、とてもお世話になったものだと思いながら、楽しくお話をさせてもらった。

このたびの大震災、そのあとの日本人、そして詩歌、自然観などについて話しても話しても話題は尽きず三時間以上も話し続けた。同席した編集の鈴木忍さんも止めるのが難しかったのかもしれない。終わって十一時過ぎに「お食事が用意してありますが、召し上がりますか」ということになった。気が付いたら腹ペコだった。夕食を食べていなかったのだ。

上等な鰻弁当だった。惜しむらくは配達されてから二時間以上経過していたこと。三段のお重で一番上の蓋を取るとお新香、そして下がお刺身で、一番下がうな重という案配になっている。うな重はかすかに温りが感じられるもののほとんど冷えていて、そのかわりといってはなんなのだが、お刺身が、ほんのり温まっていて、微妙な具合だったが、それでもさすが上野池之端の伊豆栄の鰻、森鷗外が贔屓しただけのことはあり、とても美味しかった。

私はこれで本日はおしまい、夜型の柳田さんは、これからが仕事の時間らしい。

七月七日（木）

今日は午後の外来がないので遅出にしてもらって、九時に渋谷のNHK放送センターへ直行。四月からラジオ第一放送、第一木曜九時半から二十分ほどの枠で、生まれたばかりの赤ちゃんが一月ごとに、どんなふうに育っていくのかを話している。お相手は村上信夫アナウンサーと、昔『おかあさんといっしょ』のうたのおねえさんだった神崎ゆう子さん。今日は三か月児についてのトークをする。二十五センチくらいの距離で「かわいいね」という気持ちをこめてほほえみながら、しっかりアイコンタクトすると、ほとんどの子が、フワーッという感じでやさしい顔になり、思いっきりのニコニコをしてくれる。三か月から六か月の赤ちゃんのほほえみは「エンゼルズ・スマイル」と呼ばれるほど屈託がなく文句なしにかわいくて、こちらを幸福にしてくれる。

楽しい話を終えてスタジオを出たら柳田邦男さんがいらした。

「あらら、次ですか」

と言うと、

「明日らしいんだけど、勘違いしてしまって」

とおっしゃる。柳田さんの勘違いに感謝しつつ、十分ほどお茶を飲みながらお話をさせてもらう。

七月八日（金）

三時過ぎの電車で福島県いわき市に出かける事になっていた。眼科医の草野良明先生（聖路加の後輩）のふるさとである。彼は、いわき市の平という地区の「あんこ屋」さん、つまり製餡所の跡取り息子なのに、医者になってしまったことに、少しばかり申し訳なさを感じているらしく、私と一緒に楽しんでいる句会での俳号は「餡々《あんあん》」という。

彼のふるさとが津波と原発問題でおちこんでしまったので、なんとか子ども達に元気をプレゼントしたいという思いがつのっていたところ、詩人の工藤直子さん、シンガーソングライターの新沢としひこさん、バイオリニストの斎藤ネコさんからなる「わいわいのはらうた」の一座が、友達甲《が》斐《い》を発揮しようとイベントをすることになったのだ。

実はみんな私の句会の仲間なので、前日に乗り込んで、今月の句会をやり、おいしいお酒で景気をつけて明日は楽しくイベントをという計画が立てられた。だから三時過ぎの電車だったのに、私だけ一電車遅れてしまった。東京駅にギリギリで駆け込んで、間に合ったと思ったら、上野が始発駅だった。常磐線なのだという事はわかっていたのに……。

気をとりなおして、構内のバーで「ハイボール」などを飲んで一時間を過ごし、次の電車の切符を買いなおして出発した。昼のお酒なんぞ、滅多に飲めないものを雰囲気のあるバーで飲めたことを喜ぶことにしよう。

七月九日（土）

イベントは大入り満員で大成功。会場は草野心平記念館だった。草野心平はご存知、蛙の詩をたくさん書いた大詩人である。

さむいね
ああさむいね
虫がないてるね
ああ虫がないてるね
もうすぐ土の中だね
土の中はいやだね
……（後略）

は私の大好きな作品（「秋の夜の会話」）。心平自身の素敵な朗読などが聞ける常設展示のセッティングが、また素晴らしい。宮沢賢治よりも七歳ほど年下の心平が賢治を天才として世の中に広めたことは知られているが、この二人が生前に顔を合わせたことがなかったという事は、ここに来て初めて知った。一度、心平は賢治に会おうと思って、出かけたことがあったらしい。しかし盛岡行に乗るはずが、新潟行に乗ってしまって出会いは延期され、結局、賢治の葬式で遺影との対面になったとか。

上野と東京を間違えるぐらいは、まだまだ序の口と思って一安心した。

七月二十三日（土）

この十日ほどは息つくひまもなかった。十三日から三日間は聖路加主催の日本病院学会を京王プラザホテルで。私が裏方の実行委員長を務めた。終えて夕方のフライトで那覇へ。翌日から日本ホスピス・在宅ケア研究会があり講演をして、十七日は沖縄大学で映画とトークの会。二時間半も学生達と話した。刺激的だった。最終便で帰京し、十八日は九時四十分のやまびこで宇都宮「友の会」八十周年記念の『婦人之友』愛読者会に話をしに出かけた。十九日は病院で夕方まで働いてから岩手県一関まで移動。二十日の朝から夏休みを二日もらって気仙沼へちょっとしたお手伝いに出かけた。気仙沼市立病院長の遠藤渉君は大学の同級生である。大変な状況の中でハツラツと頑張っていた。二十一日帰京。昨日（二十二日）は昼まで外来で、一時過ぎの便で博多での会議に出かけ最終便で帰京。今日は都の教育委員会主催の教師塾で講演をした。先生の卵達の熱気は素晴らしかった。少々、くたびれた。

八月五日（金）

午前中の一か月健診をしながら、七人目の孫の誕生の知らせを待っていたが、お昼をまわっても音沙汰がなかった。昨日の福岡に続いて今日は午後三時二十分の全日空で金沢へ飛ぶ。明日の夜に東京に戻る予定なので、自分の車で羽田まで行って、駐車場へ停めた。チェックイン前に電話が鳴り、結局、帝王切開になり、女の子が生まれたとのこと。これで孫が女の子六人と男の子一人、計七人ということになった。七人も孫がいるようになったら、本物のジイサマだと改めて思う。

ジイサマだと言いながら、我ながらあっちこっちとよく動き回っているものだと思う。夕方にNHK金沢のローカル番組に出て、明日から「シネ・モンド」という映画館にかかる私たちのドキュメンタリー『大丈夫。』について、ちょっと話す。この『大丈夫。』は、伊勢真一監督ががんの子ども達のキャンプを十年間撮った『風のかたち』の姉妹編ともいうべき作品で、私の俳句が狂言回しのような役割を果たしている。相手をしてくれたのは、以前、「NHK俳句」の司会をしていた石井かほるアナウンサー。今は金沢支局にいる。「NHK俳句」の録画以来だったが、とても張り切っていた。

終わってから関係者みんなで、浅野川べりの小ぢんまりしたお料理屋さんで、ごちそうを食べておいしいお酒を飲む。

店までの途中に橋の上から眺めた夕焼けが素晴らしかった。夏の終わりの黄昏時が、いちばんいい時間だなと常々思っている。

「桜の木の下で」死にたいと西行は願ったようだが、「晩夏の黄昏」も悪くない。そうそう、沖縄の人は、この時間を「アコークロー」と言うらしい。明るいけれど暗いというほどの意味だろう。日本語とは思えないドライな音で良い言葉だ。

八月六日（土）

金沢の香林坊にある映画館「シネ・モンド」で『大丈夫。』の上映のあとトーク。終わってから、市内柿の木畑にある「もっきり屋」で、お茶をして小松空港へ向かうことになった。このお店は昼は喫茶店、夜はライブ演奏つきのバーで、平賀正樹さんというご主人が伊勢監督と親友らしい。「柿の木畑」という地名もいいが、店名もなかなかである。私の生まれ育った東北一帯ではコップなどに飲料、特にアルコールをなみなみに注いだ状態を「もっきり一杯」と言う。「盛り切り」からの転用だと思うが、あたたかいムードがある。

夜の営業までには、ちょっと間のある時刻だったため、平賀さんも、

「とっておきのレコードをかけてよ」

などという私たちの無理難題にも気軽に応えてくれて何千枚とあるレコードから一枚を選んで聴かせてくれた。アンドレ・プレヴィンがピアノを弾いて、ダイナ・ショアが歌っている五十年前のアルバム。今ではクラシックの指揮者で知られるあのプレヴィンである。CDもあると思うのだけれど五十年前の原盤がいい感じなのだ。『マイ・ファニー・ヴァレンタイン』など、アルコールではなくコーヒーを飲んでいるのに夢心地にしてくれるダイナ・ショアの歌声にしびれた。ふと見ると平賀さんがとてもきれいな真っ赤なバラの花をガラスの花瓶に活けている。

「素敵なバラですね」

と私たちの連れの一人が言ったら、

「実は持ってきてくれた人がいて……」

と話してくれた。

「浅川マキっていうこの土地の出身の歌手が、時々この店で歌ってましてね。もう亡くなったん

ですが、仕事仲間だったというおじさんが三人、お墓参りに来たついでにと、この花を置いていってくれたんですよ」

私たちの世代には懐かしい名前である。暗い暗い歌をハスキーな声で歌う人だった。私の部屋に彼女の『夜があけたら／かもめ』のドーナツ盤のレコードがあるはずだ。まだ大学生の頃だから四十年も昔の思い出。

町の中の映画館、川べりのお料理屋さん、四十年、五十年前の音楽、今回の金沢はノスタルジックな旅だった。

九月十五日（木）

病院の施設課の小室さんに頼まれて、午後三時半から芝の建築会館ホールで日本医療福祉建築協会の人達に講演をした。ギリギリまで病院で仕事があったので自分の車で出かけた。車のナビを信用したのがいけなかった。慶応の学生の行きつけの飲み屋が並ぶ狭い狭い横丁に車を乗り入れてしまった。バックもできないので進むしかない。ミラーを畳んで、なんとかかんとか脱出した。冷や汗いっぱいで講演開始。昔から算数の時間の展開図が不得意で、家の見取図を見てもまったくイメージのわいてこない私には、設計士達は皆、ミケランジェロかダ・ビンチに思える。冷や汗状況を続けながら「小児科医療と建物」についてどうにか話し終えた。

九月十六日（金）

仕事を終えて夕方の新幹線「ひかり」で静岡へ行く。映画『風のかたち』『大丈夫。』の伊勢監督と上映後のトークをした。ユニークな映画館で、所有者は臨済宗のお寺だった。終わってから帰京前に、駅ビルの中のお店でそのご住職からご馳走になった。「丸子の宿のとろろ汁」のお店だった。とてもおいしかった。ご住職は京大の法学部出身の方で面白い人だった。

九月十七日（土）

朝、羽田から福岡へ。福岡もお日さまがギラギラで、ひどく暑い。今年はお日さまがいつまでも頑張っている。今日は福岡にあるキリスト教のホスピス、栄光病院のセミナーがあり、講師で呼ばれている。夕方、終わってすぐ福岡から羽田、羽田で山形の庄内空港行の最終便に乗り継ぐ。庄内空港には一番下の妹が迎えに来てくれた。山形の実家に着いたのが十一時。明日は細谷医院が、河北町の休日当番に当たっている。忙しくないといいけどねと母と話しながらお茶を飲んで、早々に床についた。繁盛を願わない商売がこの世には、ある。

九月十九日（月）敬老の日

昨日の田舎での外来は、それなりに忙しかった。なんとか六時前の新幹線に乗ることができ、夜、十時前には東京の自宅に帰り着くことができた。

今日の午前中は久しぶりにゆっくりして、午後は新宿高島屋の「赤ちゃんフェア」に出かける。

お父さんお母さんの赤ちゃんに関する疑問に答える。このイベントはもう十年ほども続いている。例年は春と秋にやるのだが今年は大震災があって春は中止になった。若いご両親の質問を聞いていると、とても平和な気分になることができる。私も年をとったのかもしれない。

十月四日（火）

七時半から病棟のチャートラウンド。これはカルテを隅々までチェックして、入院している子ども達の治療の現状と今後の方針を皆で検討していくもので、十一時頃までの長丁場だ。私が責任を持って仕切らなければならない病棟のイベントのひとつである。昔は紙のカルテだったが、今や全部コンピューター化されてしまったので、大きなスクリーンにカルテを投影して、スタッフ全員で若い研修医達を鍛える。

紙カルテの時代には、一枚ずつ丁寧に頁をめくれば、書いてあることを見落とすことなどなかったのだが、電子チャートは、どこかにある入り口を見つけて中に入るということをしない限り目の前に、その頁があらわれてこない。アナログ派の私にとって、コンピューター担当の研修医のチーフ（チーフレジデント）が、こちらの見たいという個所を次々とスクリーンに出してくれるからこそ可能になる会議である。

小児科全体の責任者は依然として私なのだが、個々の入院患者さんの責任者がカルテを自由に見渡せないような状況では、とても続けられないと思い、院長に頼んで、私のすぐ下の先生達にすべて譲った。

しかし、まだまだ口出しは必要であることを痛感する。先年死んだ父がよく「医者とカボチャは古い程いいんだ」と言っていたことを思い出す。ボケてしまわない限りは真理かもしれない。

そういえば、本日はボケていない最古の内科医、わが日野原重明理事長の百歳のお誕生日である。午後の一時に病院の庭で記念植樹が行われた。エドヒガンザクラの木が選ばれたようだ。この種とオオシマザクラをミックスしたのがソメイヨシノだということはよく知られている。環境が良ければ、このサクラの木は二千年の寿命があるらしい。理事長の健康、この木の長寿、そして地球の二千年後の平和を祈った。

十月八日（土）

病棟も外来も忙しい週だった。昔から「柿の実の色づく頃に医者は青くなる」と言われる程に、病人が減る時期なのに、いつまでも暑いからなのだろう。

午前中は校医を務めている小学校が運動会をやるので四谷へ出かける。お天気も良くて何よりだった。綱引きや大玉送りを懐かしく見た。騎馬戦も面白かった。昔のように勇猛果敢に突っ込んでいくチームは無く、紅白の帽子を取られないようにグルグル追いかけっこをしているような感じだ。時代を感じてしまった。

夕方から、日野原理事長の百歳記念パーティーがホテルオークラであった。病院の関係者の会なので久しぶりに見るOB、OG達が沢山集まった。総勢六百人を超えたらしい。病院が誇る聖路加交響楽団が『ラデツキー・マーチ』等を演奏し、日野原先生もご機嫌で指揮をされた。指揮された連中から聞くと、前よりうまくなられたようだったとか。

十月九日（日）

幕張メッセで「日本死の臨床研究会」の総会があり、小児のセッションの司会をする。

「何の学会へ行くの」

と聞かれて、「死の臨床研究会」と答えると一般の人は一瞬、ちょっと引く感じになる。

何か、もっと別の言い方って無いのかな、と考えてみた。「万が一研究会」なんていうのもおかしいし、やっぱり、これは仕方がないのだろう。小児の疾患の中で、親が看取らなければならないかもしれないものは、いろいろある。結局、四十歳ぐらいが寿命とされる病気まで、これからは小児科医が家族を支えながら診ることが増えるのかもしれない。そんな家族と患者さんを支える「一時おやすみ（レスパイト）のための施設」についてのシンポジウムだった。「レスパイト・ハウス」または「小児のホスピス」と呼ばれている。これも、また、ネーミングが難しい。

十月二十九日（土）

京都で私が審査員の一人になっている「子ども文学賞」の表彰式があった。そのあと大津にある滋賀医大の若鮎祭という大学祭に招ばれて講演をする。希望に燃える学生達と話をしていて四十年前に私自身が同じ立場だった時の事を思い出した。講演会は先日亡くなられてしまった大先輩の北杜夫さん（斎藤壮吉先生）にお願いしたのだったなあと懐かしく、ちょっとしみじみしてしまった。

講演の始まりの北さんの弁、
「僕の講演はノートを開けてメモしたりしないで下さい。必ず途中でパタパタ閉じられる。前の方でやられるとガッカリするから」

十一月十二日（土）

一番の新幹線で山形へ行く。十時から山形市中央図書館で読み聞かせのボランティアの人達の研修会があった。「絵本と子どもといのち」という題で一時間半ほど話をする。図書館は良い。建物は、そこを使う人のスピリットが宿ると言われているが、どこの町も図書館には、権力とかオゴリのにおいがしない。気持ち良く話を終えた。職員の方々もボランティアの人々も、とても熱心だった。

実は、一昨日も県の教育委員会からの依頼で、ある全国大会で基調講演をしに山形へ来たばかり。行政の一番エライ人の所へ連れていかれて挨拶をさせられたが、どうも私は、あの手の方々は苦手である。嫌な思いが残ったが、今日、図書館的ヌクモリで、それも吹きとんだ。

夕方の仙山線で仙台に行って、実家の医院の属している医療法人の理事会に出る。河北町の家にもどったら、もう十一時だった。

明日は、日曜日の外来。

十一月二十四日（木）

昨日の「勤労感謝の日」は、本当に久しぶりに、何もせずに家で本を読み、音楽を聴いて過ごした。幸せな一日だった。今は朝の病院での仕事を終えて、前橋で行われる日本小児血液・がん学会へ行く。前橋は寒かった。夕方からの評議員会に出席。そのまま帰京。明日から学会が始まるのだが、私は明日、病院で朝、回診をした後、十時半の便で鳥取へ出かけなければならない。

十一月二十六日（土）

鳥取にある、野の花診療所の徳永進先生と二人で「第一回いのちフォーラム　耳をすます日」をやる。同い年の日本海側育ち（鳥取と山形）の内科医と小児科医が、いのちに関わっているいろいろな人々と一緒に話そうというのだ。シスターの渡辺和子さん、京大霊長類研究所のゴリラの先生、山極寿一さん、映画監督の伊勢真一さんをはじめ、チャプレンやアフリカで活躍している助産師、それに作家の川上弘美さんまで来てもらって、聴衆千七百名で大盛り上がりだった。面白かった。夜は夜で、おいしい松葉がにと鳥取牛のしゃぶしゃぶで最高に良い日だった。次の回は、いつか山形でということになった。

十二月三日（土）

第十一回日本小児医学教育研究会という耳慣れない会が東京駅八重洲口近くの会議室であり、話をするようにとのことで出かける。聴衆の多くは日本各地の大学医学部の小児科の教授連。とは言いながら、ほとんどの人が私より後輩で若い。こんな日が来てしまったんだなと感慨にふけりながら、今回のテーマである「小児医療とプロフェッショナリズム」について講演をした。もともと、ヨーロッパで最古の大学が十一世紀末にイタリアのボローニャに出来上がった頃には学部が医学部、法学部、神学部しかなく、そこで学ぶためには学費は払わなくてよいかわりに一生を人のために使いますという宣誓をしなければならなかったとか。そこで出来上がるプロがいわゆるプロフェッショナルだったという話から始めた。

医学部に入学させる試験が理系偏重なのではないか等、活発な質疑が行われた。具合の悪い人をなんとかしなければと思う者が臨床医になるべきで、脳に興味があるとか遺伝子の研究をしたいとか初めから思っている者は臨床医を目指すよりも研究者になるべきなのだろう。

夜は聖路加国際病院小児科の同門会のような会合があり、二次会までつきあったら少し飲み過ぎてしまった。明日の日曜は山形での診療がある。町の当番医にあたっているらしい。まずい。

十二月十九日（月）

仕事を終えて渋谷のＮＨＫ放送センターに向かう。今年最後の中央放送番組審議会がある。一期二年で二期務めるとおしまいになる規定で私はもう少し残りがある。今日でおやめになる自治労の役員、田島さんが退任のご挨拶をなさった。組合活動を続けてこられた方らしく真情のこもったお話だった。最後に、「元日銀総裁の福井さんが委員長をなさっている会議で同じ立場で意見を言わせてもらえたのは、とても楽しかった」とおっしゃったのが印象的だった。

十二月二十日（火）

午前、午後と病院の隣のオフィスビル三十二階の会議室に缶詰で短中期経営戦略会議があった。その間に、そっと抜け出して血液外来をやる。出ることができないから缶詰というのだろうが、そんな意味では缶よりゆるい。さしずめタッパーみたいかなと思う。

真部先生の外来をのぞいたら脳腫瘍の治療後の亮ちゃんとお母さんがいた。

「こんにちは」

と中に入ると真部先生が説明してくれる。

「まだいろいろと問題が残っているんですよ。顔面筋の麻痺で表情がうまく作れませんし、パピプペポの発音がどうしてもできない」

脳腫瘍という病気は、その場所の脳も少し切り取らなければならず、問題があとまで尾を引く。

「どうだい、亮ちゃん、なにか困っていることあるかい」

五年生の亮ちゃんは、ゆっくり元気に、

「なんにも困っていない」

とはっきり答えてくれた。期待していた答だったのだが、あまりにまっすぐこちらの目を見ての返答だったので、感激した。涙が出そうになる。

「そういうのを健康っていうんだよ、亮ちゃん。えらいね、病気に勝ったんだ」

お母さんがハンカチで涙をふいた。

十二月二十九日（木）

聖路加国際病院の仕事納めの日。チャプレンのご好意で、恒例の、亡くなった子ども達の追悼会が夕方にチャペルで行われた。今年は秋までは亡くなる子が少なくて救われた気持ちだったのが、寒くなってから次々に重症の子が生まれたり運ばれて来たりして、結局、例年と同じくらいの子ども達が亡くなってしまった。救急車で搬送されて来たものの息を吹き返すことのなかった子ども達も加えて十八人の子ども達の名前が読み上げられた。医者もナースも沢山集まってくれて盛大なお祈りの会になった。教会の二階のバルコニーのあたりに、もういない子ども達が遊びに来ているように思えた。

十二月三十一日（土）

昨日、山形のそのまた田舎のわが故郷へ帰って来た。今年のお年越しは、富山へ嫁いでいる長女の家族以外の一族郎党全員、私の母のところに集合してやることになった。六人の孫が、ひとかたまりになってお昼寝をしている図というのはなんとも可愛い。起きたと思ったら、年嵩の三人は支度を整えて外で雪遊びを始めた。父親達が手伝って、あっと言う間に立派なかまくらができた。

私は夕方まで外来をやって、いよいよ今年もおしまいである。ＮＨＫの紅白歌合戦は久しぶりに紅組の勝ちだったらしい。知らない歌手ばかりが歌っている。こういう具合に人は年齢を重ねていくのだろうなと少し真面目な気分で思った。

二〇一二年

一月二日（月）

私の六十四回目の誕生日。郎党が昼過ぎの新幹線で帰京するものだから、昼にバースデイケーキを食べて皆でお祝いをしてくれた。

細谷医院の二階の透析外来は本日から始まった。夕方まで、そちらの番をして夕方の新幹線で私も東京へ向かう。

一月七日（土）

「難病の子ども支援　全国ネットワーク」という団体が恒例で行っている全国の養護のセミナーで講演をする。「がんの子供を守る会」のソーシャル・ワーカーの近藤博子さんと一緒だった。終わってから彼女も誘って東京小児白血病研究会の古いメンバーだけでの新年会へ行く。有楽町のガード下のビア・レストラン「バーデンバーデン」で、会はもう始まっていた。昔、ドイツに留学中の友人を頼って仕事先を探しに行った時に、シュヴルツバルト（黒い森）の北部に位置する町、バーデン＝バーデンを訪れたことがあった。もう三十五年も昔の話だが昨日の事のように記憶している出来事がある。そこのカジノで私達は、ほんの少しだけ勝ってホテルのレストランで夕食を食べた。その時、友人がドイツワインについて講釈をしてくれてワインを注文したのだが、彼の説明とちょっと違った味のワインがサーブされて私が怪訝《けげん》な顔をしていたら、ソムリエのおじさんがやって来て、一口試して顔色を変えて平謝りに謝ってくれて別のワインを持って来てくれた。なんでも保管の仕方が悪かったのが味の変化の原因らしかった。生涯で初めてのソムリエとの遭遇の思い出である。日本でソムリエという職業が全く知られていない頃のお話。「バーデンバーデン」のお料理は安くておいしくて、いっぱいビールを飲んだ。

一月十三日（金）

仕事を終えて夕方の便で松山へ行く。今日、四国がんセンターで「若い乳がんの患者さんと彼女達の子ども」についてのシンポジウムがあり、うちの小児科の小澤美和先生と心理士の小林真理子さんが話をしている。続いて明朝から愛媛大学と一緒の集まりがあり、その中で私達のドキュメンタリー映画『大丈夫。—小児科医・細谷亮太のコトバ—』が上映される。そのあと、伊勢真一監督と一緒にトークをやるべくこちらへ来た。今晩はその前夜祭。ワカメのシャブシャブを初めて食べた。十三日の金曜日だったので少し心配していたのだが、素晴らしいニュースがあった。明日のトークの中で監督が公開すると言っている。

一月十四日（土）

会場は愛媛県生涯学習センターの中のとても素敵なホールだった。沢山の人に集まってもらって午前中に映画を観てもらい、午後にシンポジウムがあった。午前の映画のあとのトークで伊勢監督からビッグニュース。「この映画が今年度のキネマ旬報ベスト・テンの文化映画部門第一位に選ばれました」

毎日映画コンクールグランプリ、文化庁優秀映画賞はもらったことのある彼も、キネマ旬報第一位は初めてだったらしく、とてもうれしそうだった。劇映画部門は新藤兼人さんの作品とロマン・ポランスキーの作品だった。伊勢さん、すごい。表彰式にはくっついて行こう。

二月四日（土）

銀座ブロッサムで二〇一一年第八十五回のキネマ旬報ベスト・テン第一位映画鑑賞会と表彰式があった。十時半から文化映画第一位の『大丈夫。――小児科医・細谷亮太のコトバ――』、十二時五十分から外国映画第一位の『ゴーストライター』、そして十五時二十分から日本映画第一位の『一枚のハガキ』が上映された。三本立ての映画というのが、その昔にあったけれど、何十年ぶりかで楽しんだ。

ロマン・ポランスキー監督の『ゴーストライター』は、さすがにハラハラドキドキで面白かった。

その後、十七時四十分から表彰式があり、わが伊勢真一監督が表彰状とトロフィーをいただいた。

会場で昔々、私の外来におチビ達を連れてきていたお母さんから挨拶をされた。二十年以上も顔を合わしていないのに、あちらも覚えているものだと思い、こちらの記憶にもわれながら感心してしまった。

「実はね、先生、うちの子がキネ旬にお勤めさせてもらっていて、今日のトロフィーのプレゼンターの一人なんですよ」

と言われて、もう一度びっくり。ブラックドレスの二人のお嬢さんのうちの一人に、しっかりおチビの頃の面影があった。そうそう、新富町の八百屋さんの子だったというところまで思い出した。引き続いてのパーティーで、キネマ旬報社の社員に、もう一人、子どもの頃に私の外来によくかかったという男の子がいて、またまたびっくりさせられた。

アカデミー賞より一年歴史が古いというのがウリらしい。

二月八日（水）

友人の一人に医学系の雑誌の編集者だった男がいる。今は福祉関係の団体の仕事をしながら骨董を商ったりしている。彼と六時半に自由ヶ丘で待ち合わせ。ふぐちりで一杯やりながら、彼の持ってきた「ぐい吞み」「茶碗」などの講釈を聞く。持ち合わせで買えるほどの値段の素敵なぐい吞みが中にあったので求める。年代ものの萩焼らしい。ヒレ酒が効いてくると歯がシクシク痛む。

二月十日（金）

顔半分が腫れてきた。体温は上がらないものの、もうれつに歯が痛く、頬がポカポカ熱い。鏡で見てみると右の頰がブルドッグ風に垂れ下がっている。血液検査をして、その結果で、どうするか決めようと思って採血してもらった。なにしろ医者になって四十年、本格的な病気になったことがないので、過去の健康診断で行われた血液検査の表には正常値が並んでいる。それが、今回はCRPという炎症の指標が見事にはね上がっている。これはダメだと思って、かかりつけの歯科クリニックに電話してみたものの、受付のお姉さんから、

「来週ですね」

と言われてしまった。聖路加のご近所で顔見知りの歯科医に図々しく電話をしたら、

「今からでもいいですよ」

と言ってもらって大助かり。治療のためにしばらく通うことになったものの、痛みはウソのようになくなった。地獄に仏とは、こんなことを言うのかもしれない。

二月二十三日（木）

昨夜、山形市立済生館病院で看護師達の勉強会があり、そのまま河北町の実家へ。母がこのところ体調があまりよくない。めまいがする、気持ちが悪いとの訴えで、血圧が大きく上がったり下がったりしているらしい。今年の秋に満八十八歳になる。このところ少し張り切りすぎて疲れたのかもしれない。今度の日曜日は神奈川で講演会があり山形の外来は休診にしたので、ついでに見舞えてよかった。

昼の飛行機で帰京。病院で院内学級のカンファランスに出て、夜は、浜離宮朝日ホールで深沢亮

子さんのピアノリサイタルへ。

三月七日（水）

プライバシーを守ることにも、もっと敏感でなければならないとの世界的な風潮の中で、わが国でも数年前に「個人情報保護法」ができて、世の中が良くも悪くも大分変わった。

この頃、隣近所の人にも気づかれずに、病気や飢えで亡くなっていく人のニュースをよく聞くが、これにもプライバシーを尊重するということの行き過ぎが関与していると、私などは思う。

要するに「ほっておけない」という気持ちが少しずつ私達の中から失われてきている。言い換えればちょっと「おせっかい」のこの感じが、日本人の生活にとって必要な隠し味だったのに。

病院にも個人情報保護委員会という名前の集まりがある。その委員会の委員長をさせられている。病院職員全体に個人情報の保護が、どんなに重要であるのかをわかってもらうための講演会を年に何回か企画して行わないといけないことになっている。

今日、今年度最後の講演会を行った。演題は「遺伝子情報とプライバシー」、講演者は信州大学医学部遺伝子診療部の櫻井晃洋先生。

ＤＮＡの二重らせん構造の発見でノーベル賞をもらったワトソンが、自分の全遺伝子を解析して公開したという話はよく知られているが、その中に乳がんになる遺伝子が含まれていたらしい。ワトソンは、

「自分には娘がいないから、心配ない。大丈夫」

と豪語していたものの、親戚から一族に不利になる遺伝情報を公にしたということで訴えられてしまったのだとか。面白いけれど笑えない話だと思って聞いた。

終わったあと、スタッフと先生を囲んでの打ち上げをやった。

三月二十六日（月）

三年ほど前に治療を終了して、もう成人になった白血病の子が再発して入院。正直、驚いてしまった。本人は落ち着いて話を聞いてくれたので、ちょっと安心した。私が医者になりたての頃は、全員が治らなかった時代だったのを思うと、まったく隔世の感がある。再発しても、

「頑張って治そうね」

と言えるのだからありがたい。

しかし、自分の子が重い病気になったり、生命を落としたりするのは誰が何と言っても大変なことである。親は、何とかもっと早く病院に連れてこられなかったのかと思い悩む。たまたま父親が医者だったりすると、その罪悪感は何倍にも増えてしまう。

今月は、ごく身近で、そんなことが複数回起こった。世の中には、どうして、こう不条理なことが起こるのだろう。

夜、渋谷 Bunkamura 近くの居酒屋で句会。なんと私が指導している。兼題は「鳥雲に」「春眠」「菜の花」である。どれも良い季語だ。「鳥雲に」というのは、北へ帰る渡り鳥が雲間に隠れていく様をあらわす。昔、父が入院していたとき、病室の窓を見ながら、

「鳥雲に、の季節だね」

と話したのを、ふと思い出した。

四月三日（火）

昨日から、大嵐になるぞと天気予報で騒いでいたが、そのとおりの空模様になった。

実は今日、私達の教会でチャプレン（病院づきの牧師）のケビンと私が、小さな追悼式をやることになっていた。早朝練習の先頭に立って走っていた大切なサッカー仲間が、目の前で昏倒、即死するという悲劇を経験した中学生のため、亡くなったE君を偲びながら、生きることと死ぬこと、死んだ後はどうなるのかなどを二人で話してみようというのだ。

でも、このお天気では、埼玉から出て来てもらうのもどうかなと思いケビンと話した。

「どうしてもという人だけが来るんじゃないの。一人でもいたらやろうよ」

という彼の意見に後押しされて決行することにした。三十人余りの子ども達と、その父兄、総勢で五十人ほども集まってくれた。

聖歌を歌い、聖書の言葉を聴き、お祈りをした後、ケビンは天国の話をし、仏教徒の私は極楽の話をした。あちらの世界は安楽な場所であり、残されてこちらにいる私達こそが大変な思いをしながら耐えなければならない辛い立場にいるのだということ、あちらから私達を何とか救ってやりたいと思っておられる神様・仏様の一生懸命さに感動して、天国や極楽の住人達は、時々私達のすぐ近くまで、救い支えるためにやってくるのだということなどを心をこめて伝えた。

「亡くなったE君の存在は君達の心の中から消えないはずだ。それがE君に永遠に生きてもらうということです」

チャプレンのケビンと私の最後の結論だった。祭壇の前のニコニコ顔のE君の写真に、それぞれの子が黙禱して会は終わった。

みなの帰りが無事であるようにと願いながら、さよならをした。

四月六日（金）

朝は恒例の一か月健診。まだ一か月しか生きて来ていない「いのち」とのご対面。私自身にも、こんな時代が確実に存在したのだと思うと、実に不思議である。六十四年数か月前。

聖路加での外来は今年の十二月で終了の予定なので、私が主治医になるのは三月に生まれた赤ちゃんまでとして、次を別の若い先生に譲った。だから、この一か月健診で、あとは一か月の赤ちゃんと定期的に会うことはないのだと思うと少し寂しい。一人で感傷的になる。

「ハイ、終了です。先生、ご苦労様でした」。ナースの元気な声で、急に空腹感を覚えて、近くのおそば屋さんへ。

午後は日本新薬が数年前からやっている「日本新薬こども文学賞」の選考会に出席。

夜は、ドキュメンタリー映画『大丈夫。──小児科医・細谷亮太のコトバ──』が今年度キネマ旬報文化映画部門ベストワンに選ばれたことをお祝いするウチウチの会が青山であった。柳田邦男さんやいせひでこさん、映画製作の連中が集まってくれてにぎやかで楽しい会だった。

四月八日（日）

山形での診療日。まだインフルエンザの患者さんがいなくならない。今日も何人かのB型インフルエンザと遭遇した。先月の町の休日当番の日には五十人近くのインフルエンザと面と向かっても、結局、もらうことはなかった。子ども達に笑いかけることができないから、私は診察中にマスクをかけない。そんなことをやってきたから余計に免疫力が強まっているのだろう。でも、そろそろ、年齢的に危険を感じる。

風邪をもらわない方法がある。これは個人的に、そうしているだけで医学統計的に証明されているわけではないので、まずおことわりしておく。まず、うがい、手洗いは当たり前のこととしてやるのだが、それよりも私にとって効果があると思われるのは、診察中にひんぱんにお茶（水でも可）を飲むことと、鼻をかむことである。

インフルエンザを含め風邪のウイルスは、気道の粘膜にくっついて増殖する。そこをきれいに掃除しておくことが肝要だと思う。

一時、少しウツっぽくなっていた八十八歳の母が、暖かくなるのと同時に少しずつ元気になってきた。

五月三日（木）雨

昨日は四国霊場八十七番長尾寺の門前の「あづまや」に泊まった。夕食後、元気なおばあちゃんによる八十八番大窪寺までの山道攻略法のレクチャーがあった。

「いよいよ結願じゃけね」

彼女の話にも熱が入る。もし雨だったらロッククライミングのある女体山越えはしないようにと言いわたされて、晴れることを心から願ったのだが、今朝まで本格的な雨が残ってしまった。

女体山越えは諦めなさい、と途中のお遍路交流館でも忠告されて、少し安全な花折峠を通る道を選んだ。人影はなく、かわりにきれいな羽の雄のキジと出合った。途中で巨岩が危ういバランスで岩の上に乗っかっている処を過ぎた。昔、平家が祖谷《いや》に落ちて行く時に、別れ道にある岩と岩の間に銭をはさんで目印にしたのがここという説明板が道の脇にあった。

途中から雨が上がって二時過ぎには結願の寺、八十八番大窪寺に着いた。三時前に門前の民宿「八十窪《やそくぼ》」にチェックイン。早風呂に入り畳に大の字に寝ころがる。「終わった」としみじみ思った。夕飯にはお赤飯がふるまわれた。自分のお祝いのためのお赤飯なんて、何年ぶりだろうと考えてみたが思い出せなかった。でも、なかなか良いもんだ。食堂にここのおばあちゃんのお孫さんが二〇〇八年の北京オリンピックで、金メダルをとった時の写真が飾ってある。ソフトボールであの上野由岐子投手のキャッチャーだったとか。すごい。

五月五日（土）

昨日、私は高松から高速バスで大阪へ移動。カミさんは東京から新幹線で大阪へ来て、待ち合わせて奈良の友人の家族を訪ねた。

昨日は慈光院で、大和盆地を一望しながらおいしいお茶をいただき、今日は東大寺で大仏殿等を案内してもらった。
私の歩き遍路結願のお祝い小旅行である。

五月十日（木）

朝、八時五十五分発の全日空鹿児島行きに乗った。鹿児島大学で特別講義がある。慈恵医大で、代謝を専門にしている大橋十也先生と一緒。夕方まで授業をして鹿児島大学小児科の河野嘉文教授と、彼の息子たち（八歳と六歳）を連れて、男五人で河野家の「秘密基地」へとお泊まりに出かける。

この秘密基地はすごい。山の中の一軒家で温泉が引いてあり、ロフト風の二階からすべり台で一階へおりることができる。居間にはブランコとハンモック、地下室にはおもちゃ倉庫がある。床の間に昔、私が書いた句が額に入れられて飾ってあった。

秋うらら次郎をあやす太郎ゐて　　暁々

彼のところの兄弟は太郎君と次郎君、良い名前だ。私がこの句を酔っぱらって書いた時、太郎君、次郎君のお母さんは、まだ元気だった。ちょっと淋しかったが、男だけの楽しい一晩だった。

＊河野、大橋の両先生は、聖路加の小児科の同期の研修医で大の仲好し。河野夫人が消化器系のがんで亡くなってから、もう四年余が経つ。

六月四日（月）

「がんの子供を守る会」という財団がある。もともと、小児がんが治らなかった時代に、なんとか治せる時代が来ますようにという親御さん達の願いが結集して作られた団体である。私の前の聖路加の小児科のトップ、西村昂三先生が、うちでお子さんを亡くされた何人かのお父さんに声をかけて始まった。西村先生の偉かったのは、理事会のメンバーに医者を入れなかったことだ。まだ当時の小児がん治療の専門家は患者さん側に立つことはもちろん、患者さん側の気持ちを慮ることさえも難しい人達が主導権を握っていると考えられたようだ。その結果、会が発足して四十年近くが経過して、ようやく理事に医者が加わることになった。現在は私も含めて三人が、理事会で意見を述べている。その会が明後日にあるのだが、私は仙台で用事があって出席できないので、今日、その準備会を開いてくださった。おいしいものを食べながら理事長と懇談。もちろん、勘定はワリ勘である。八重洲にあるブルガリア料理店だった。二階の店へ上がる途中のおどり場に等身大の琴欧洲の立て看板がある。化粧廻し姿でニコニコしている。チャンコ屋さんかと思ってしまう。どの料理もヨーグルトがたっぷり使ってある。こういうのを毎日食べていたらオスモウさん風になるだろうと納得した。

六月六日（水）

午前中の外来を終わらせて新幹線に飛び乗って仙台へ、仙台から仙山線で陸前落合という駅まで行く。ここに宮城県立こども病院がある。駅から歩いて十分足らずだが、病院のすぐ手前にマクドナルドハウス仙台がある。遠くから入院治療を受けに来る子ども達の家族のための滞在施設である。ここのマネージャーがマック・中島さん。二〇〇三年以来なので、もう十年近くのおつき合いになる。マックさんなる呼称は私がつけた。まだ会議までは時間がある。大事な友達に、ちょっと挨拶をしようということで寄り道をする。マックさんは養護の先生の団体にハウスの説明をしていた。私も飛び入りでミニレクチャーをする。

会議終了後、こども病院創立当時のメンバーが集まる飲み会が仙台駅近くの居酒屋であった。ボランティアコーディネーターとして頑張ってくれた筧浩子さんが先月亡くなった。みんなで懐かしく筧さんのことを話した。

六月八日（金）

七時半から医局のみんなと病棟の回診。ついこの間までは「おはようございます。部長の細谷です。診察させてくださいね」と言って部屋に入ると、お父さんなりお母さんが立ち上がってご挨拶してくれたものだが、この頃はつきそいのベッドに寝っ転がったままロクにこちらの顔も見ない親がいる。時代が変わったのだろうが、少し淋しい。こんな感じを私達の先輩も感じたのだろうなと思うと滑稽だ。外来ではウイルス性胃腸炎（吐き下し）が流行っている。

六月十一日（月）

いつものように一週間が始まる。こんな感覚が今年の暮れの定年と同時に終わるのだと思うと何か不思議な気がする。

不思議といえば、昨夜、妙な夢を見た。十二時頃に寝て、二時頃に一度目覚めてフォーレのレクイエムのCDを小さくかけてウトウトしたら呼吸をするのが小さく小さくなっていきスーッと体が浮き上がった。もう一人の私が「こんな感じで、あの世へ行くんだよ」と言っているのが聞こえる。なにか、とても平和な感じの夢だった。

夕方、第一生命保険がスポンサーになっている「緑の環境デザイン賞」を私達の「そらぷちキッズキャンプ」がいただくことになった。帝国ホテルで授賞式とパーティー。なによりも賞金がありがたい。善意の基金だけで、北海道滝川市に出来上がりつつあるキャンプ施設が運営しきれるかが心配なので、こういう思いがけない援助は助かる。

六月二十二日（金）

今日は仏教徒の私が、病院のチャペル主催のクリスチャン・フェローシップという集まりで話をすることになっている。ケビン牧師が勝手に「さらば愛しのチャペル」という演題を決めて院内にポスターが貼ってある。四十年間、チャペルとチャプレン（牧師）と本当に仲良く仕事をさせてもらった。四十年の間に四人の司祭とつき合った。患者さんと、それぞれのチャプレンと、そして私の話をしようと思う。

七月五日（木）

ここ半年ほど前から、定年退職の準備にかかった。まず病棟に入院している患者さんの直接の主治医は、もうしないと宣言して、そうさせてもらっている。だから、このところ、夜もドキドキすることとなしにゆっくり眠れる。思えば四十年、連日連夜、緊張のゆるむことはなかった。今更ながら、よくもったものと感心する。そういえば拳を固く握ったまま眠る癖も、気がついたらなくなったし、頑固な高血圧も自然に落ち着いた。戦士には定年は必須なのだ。

夕方、内幸町のプレスセンターでの母校・山形東高校東京同窓会で講演。終わってから同期のおじいさん達（！）十人位と有楽町のガード下で、少しあやしい中華料理をさかなに安い紹興酒を飲む。明日もまた、朝は七時半から、みんなで病棟の回診をする日だなと思いながら、つい遅くまでつきあってしまう。

七月十二日（木）

夜、毎日新聞社の小児がん征圧キャンペーンの目玉、森山良子さんのチャリティーコンサートが渋谷のオーチャードホールで行われた。今年も皇后様がおでましになられた。ちょうど、三笠宮様の聖路加国際病院へのご入院が報じられたこともあり、主催者側は、皇后様のコンサートへのご臨席が可能かどうか、そうとうに心配したようだ。大丈夫でよかった。森山さんとゲストの白鳥英美子さんが、ピーター、ポール&マリーのメドレーを歌ってくれた。私達の年代の者にとっては、たまらない懐かしさだった。

七月十六日（月）

海の日でお休み。しかし、小児科学会の脳死臓器移植についての委員会が、八重洲の貸会議室で午後一時から行われた。先だって六歳未満の子が初めてドナー（臓器をあげる側）になっての脳死臓器移植が行われたので、その具体的な検証をするための会合である。一人の子が脳死とされ、その子の臓器が摘出され日本中のいくつかの病院に運ばれ、今も誰かの体の中で動いていることを不思議なこととして実感する。称賛されるべき行為を実行した、とても勇気のあるご両親とその周囲のご家族にも、これから様々な迷いや辛さの時が、きっとあるのだろう。そんな時にしっかり機能する支援のシステムを早く作りあげていくことが社会の責務である。

八月四日（土）

恒例の聖路加国際病院夏フェスティバル（夏フェス）が行われた。小児総合医療センターの一階部分と、その前の庭をオープンスペースにしての催しである。聖路加の小児科に入院していた子と外来通院したことのある子と、その家族全員大歓迎の夏のお祭り。

今年は私にとって現役最後の年なので、準備してくれる親の会（リンクス）の皆さんや看護師も頑張ってくれ、三百人以上の参加者数で、ずいぶんとにぎやかだった。

朝から冷たい飲み物（ジュース、コーラ、ビール）やお菓子、おつまみ、のり巻きやサンドウィッチが運び込まれた。明るいうちから、病院内でビールというのも、少し気がひけるけれど、この催しだけは特別なのだ。

ずいぶんと懐かしい顔にいっぱい出会うことができた。

「先生、本当にお世話になりました」

などと真面目な顔で、時には目に涙さえ浮かべて言われてしまうと〈オレもとうとう終わりなんだな〉と思えてきて、生前葬第一回目をやってもらっているような気になる。

看護師の中にフラダンス教室に通っている人がいて、お仲間を連れて来ての妖艶なフラのショウが披露されたりもした。幼稚園の子も小学生も、特に男の子は身じろぎもせず一生懸命に見ていた。「小さくとも同じ男なんだな」と仲間意識さえ感じて嬉しかった。

八月六日（月）

昨日は山形での診察があったので、新幹線での往復。戻ってから、本日夕方に始まる北海道滝川の「そらぷちキッズキャンプ」（三泊四日）のために出かける荷物を作った。始めるのが遅くなってしまったので、準備完了は午前一時頃になってしまい、寝たのが二時だった。

朝、六時起床で病院へ。八時から理事長、院長との幹部会がある。少々眠い。昔々、我々が受験生の頃、「四当五落」という事を担任からよく言われた。睡眠時間は四時間に削って勉強しろ、五時間も眠るやつは落第間違いなしという檄だった。でも私は、嘘だろうと思って、たっぷり睡眠時間を取っていたので、今でも、「四時間は身体にも、頭にも良くない」と信じている。

午前中の「乳幼児健診」を終わらせて、タクシーで羽田に向かう。フライトは旭川行、十四時なのでなんとか間に合った。旭川空港でレンタカーを借りて、「そらぷちキッズキャンプ」のある滝川市まで一時間半ほどドライブする。

少し暮れかかった光の中に「難病の子とその親のための夢のキャンプ」が、あった。丘の上の立派な施設が感激的だった。このキャンプが計画されて、もう十年もの年月が流れた。その間に「難病」の概念もずいぶん変化した。今、私が言う「子どもの難病」とは、簡単に言えば親が、

「この子が、このような病気になったからには私達が最期を看とってあげなければならないかもしれない」

と逆縁を覚悟せざるを得ないような病気のことである。

八割ほどが治るようになったとは言え、まだ小児がんは難病の代表的な存在であるし、その他にも重い先天性心疾患とか、重症の筋ジストロフィーなどの神経や筋肉の病気など、様々な病気が世の中にはある。

その子と家族が、大自然の中で「生まれてきて良かった」「産んで良かった」と思えるような子ども時代、親の時代を過ごすことができる場所をなんとか提供できないだろうかと私は考えている。

小児科医として総合診療からスタートし、小児がんの子ども達を看取る仕事をし、治る時代を迎えて、なんとか治って欲しいと努力して来て、八割、いや、それ以上が治るようになった現在でも、逆縁を覚悟しながら生きている親子の数は少なくない。

そんな人達に使ってもらうための施設が、ついに完成して、フルに宿舎、保健室、食堂、厨房、大浴場を活用しての試しのキャンプが今朝から始まっている。
子ども達、ボランティアの笑顔に囲まれて、スタッフが頑張ってくれている。皆に感謝しながら北の大地の静けさの中でぐっすり眠る。

八月二十八日（火）

夏休み第二弾をもらって俳句の仲間とゲストを引き連れて故郷山形グルメ吟行会をやっている。昨日は「あらきそば」を堪能し、知合いのおじいちゃんに正調『最上川舟唄』をたっぷりやってもらい、鶴岡へ来た。庄内藩のお殿様の末裔の方から致道博物館のご案内をいただく。
夜は、かの有名な山形地産地消イタリアン「アル・ケッチァーノ」で、たらふく食べて沢山飲んだ。奥のコーナーでの十二人の長い晩餐。残ったのは私達、それに、もうじき赤ちゃんが生まれるという若いカップルだけ。ゲスト、大徳寺真珠庵の山田和尚の有難い爆笑ライブには、その二人もご招待。なんと妊婦さんは聖路加で生まれた子だった。世間は狭い。

九月五日（水）

午前中は外来をやる。そろそろ私立の小学校受験がシーズンになる。健康診断書をもらいにくる親子が増えてくる。お母さんの方は、私が字を間違えたりしないか、ハンコを逆に押したりしないか固唾をのんで見守っている。緊張させると良い結果にはならないのが世の常なのに。

以前、ある女子校の診断書を書き終えて、署名して捺印したら、そのハンコが逆さまだった。お母さんは真っ青。予備の用紙は持っていないと言う。たまたま、そこの保健室勤務の養護の先生が知り合いだったので、電話をして、

「どうしようか」

とおうかがいをたててみる。

「大丈夫ですよ。先生がハンコを逆に押したのであって、それはお母さんの責任じゃないから」

「でも、書き直し用の用紙をもらいに行くそうだよ」

「そんなの無駄ですよ。先生からお詫びの電話があったけれど、私がかまわないって言いましたと試験担当の先生にも伝えておきます」

ということで、あの時は一件落着。無事に合格したらしい。一年おいてその子の妹が、また同じ学校の受験の時、お母さんが真面目な顔で、

「またハンコを逆に押してくださいな」

と言いに来たというオチまでついている。

夜は、前の聖路加サービスセンターの社長、齋藤壽明さんが、今年退職する私と私よりも二月ほど早く定年を迎えるソーシャル・ワーカーの西田さんにご馳走してくれるというので、彼の同級生がやっている浅草の老舗のお寿司屋さんに行く。

おなかいっぱいに本格的な江戸前を食べて大満足。ごちそう様。

九月六日（木）

東洋英和女学院初等部との約束だったので、午前中に小学一年から三年までの子に「いのち」の話をしに行った。この年代の子ども達は、なんて可愛いんだろうと思う。音楽の先生に手伝ってもらってピアノで伴奏をしてもらい、私がハーモニカを吹いて、みんなで「しゃぼん玉」を歌った。とても上手に歌ってくれた。作詞した野口雨情も子どもを亡くしている。

「屋根までとんでこわれて消えた」

「生まれてすぐにこわれて消えた」

つくづく子どもの死が他人事になっている現代を思った。子ども達も真剣な顔で一生懸命聞いてくれる。

昼から退院する白血病の子のご両親に、

「よかったですね。これからはこんなことに気をつけて」という話をする。子どもを授かるということは、いつかは「サヨナラ」をすることなんだなと話しつつ思う。

夕方は隣のビル内の歯科クリニックの定期の受診。まだ幸いなことに、自分の歯がそろっている。ところどころ、ボロボロになりながら頑張ってくれている歯に感謝する時間。

九月二十六日（水）

先日NHKで録画した「視点・論点」が放映されたらしい。十分ほど小児のホスピスとは何かについて一人でモクモクとトツトツとカメラに向かって語った。朝の四時過ぎの番組なんか誰が見るのだろうと思っていたら、朝のカンファランスの時、隣にすわった院長が「先生、見ましたよ」。

十月三日（水）

午前中の外来が、めずらしく長引いた。昼食がとれないまま、一時半に足立区の幼稚園の先生が相談にこられ、それが終わって日比谷図書文化館へ行く。

この図書館は歴史のある建物なのだが、内装を一新して、とてもきれいになった。地下のホールで映画会がある。友人の伊勢真一監督の新作ドキュメンタリー『傍《かたわら》～3月11日からの旅～』。宮城県亘理町の震災直後からの一年を、丁寧にとった作品である。見終えて、壇上で伊勢さんとのトークがあった。彼によると『風のかたち』『大丈夫。』『傍』は、いのちを考えた三部作とのことだが、確かに、そんな気がする。それにしても人間の力の及ばないことが、いかに多いかを痛感する。

そこから勝どきのトリトンスクウェアにある第一生命ホールまでタクシーで急いでもらう。今日は、日野原重明理事長の「明日、百一歳をお祝いするコンサート」がある。着いて、まず売店でサンドイッチと紅茶を買って、腹ごしらえをする。考えてみたら、これが本日、一食目、さすがにうまい。

聖路加シンフォニーとバルカン室内楽団との共演、鈴木メソッドの子ども達のバイオリン合奏に日野原先生は大喜びだった。

十月五日（金）

夕方に医療社会事業部の西田知佳子部長の定年感謝礼拝がチャペルで行われた。七時から場所をホテルオークラに移してパーティーがあった。

私よりも二か月ほど、お姉さんの西田さんとは聖路加に来て以来、四十年近くのつきあいになる。特に私が米国から帰って来てチーム医療を本格的に始めてからの三十年の仕事は彼女の協力なしには考えられない。患者さんの話は絶対に家ではやらない主義なので、仕事上のトラブルなどの愚痴も、すべてソーシャル・ワーカーの彼女に聞いてもらった。

パーティーのメインイベントの「知佳子の部屋」なるトークにも、お礼の気持をこめて参加。こんな感じで古顔がポツリポツリと居なくなり組織は新しく変化するのだということを実感した。

十月十三日（土）

新潟に、がんの子ども達でも入れる保険を立ちあげた林三枝さんというお母さんがいる。その人の企画で、『風のかたち』の映画会があり、その後に一時間ほど講演をする。終わってから懇親会があった。新潟日報の新社屋の中に、小児がん経験者の就労施設が出来あがるらしい。有難いことだ。

十月十四日（日）

朝の新幹線で新潟から、大宮経由で仙台に移動。ＪＲ東日本のウィークエンドパスというおトクな切符を、週末に山形へ行く時には愛用しているのだが、今回ほど「トクしたな」と思ったことはないほど、あっちこっちと移動した。
大学の同級生で国立病院機構仙台医療センターの田澤雄作君が主催する小児心身医学の研究会の最後の市民公開講座で講演をする。これも同級生の宮城県立こども病院の林富君が座長（一般に言う司会）をしてくれた。友だちはいいもんだと思う。先日の西田さんのさよならパーティーで女友だちの重要性を痛感したが、男の友だちも大切である。

十月二十四日（水）

山の上ホテル別館の「シェヌー」で、恒例の「サロン・ド・件《くだん》」が開かれた。今年は、私が定年を迎えるというので「細谷嘵々との夕」なんぞと、すごいタイトルを付けての講演会だった。件の会の仲間がプレッシャーをかけてくれたせいで、百二、三十人の方が集まってくださった。東大医学部六年の柏谷君がチェロを弾いてくれたり、わざわざおこしいただいたドナルド・キーンさんが話してくださったりで、楽しい会になった。
打ち上げは地下のバーで、いつものとおりハイボール。

十一月一日（木）

あしかけ四十一年になる聖路加国際病院の勤務も、いよいよ今月と来月でいったん、区切りがつく。用事のある時だけに来る自由な暮しをしようと思っていたのだが、そううまく事は運ばないようだ。常勤から非常勤にしてやるけれど、週に四回は病院に顔を出すようにとの話が院長からあり、大嫌いなコンピューターとつき合わなくともやれる仕事を割り当ててもらうことを条件に、お言葉に甘えることにした。言ってみれば、ご隠居である。

昔から、引っこむ前には、つまり隠居するためにはなにかとせわしなく動きまわらないといけないと言われていたようだが、このところ、そんな感じがする毎日が続いている。

あっちへ行ったり、こっちへ来たりが最高潮に達した感がある。日常の小児科医としての生活をしながらだから、動きまわると少々、目がまわるような気がしないでもない。

十一月三日(土)祝

朝の新幹線で大阪へ。小児がんの子と、その親の日韓交流会がある。この催しは、「がんの子どもを守る会」の北九州支部が五年前から続けて来た。今年は大阪支部が合流して、行われた。顔なじみの韓国の小児科医も来てくれた。夕方からの懇親会も大いに盛りあがった。竹島問題で両国の関係がゴチャゴチャしていても、人間同士のつき合いには関係ないことを実感する。遅くに伊丹空港内のホテルに移動。

十一月四日(日)

朝の一便で山形へ飛ぶ。七時にホテルを出て、河北町の細谷医院に九時前に着く。東京から踏切のある新幹線を使って来る半分の時間で着く。母が作ってくれた朝食を摂り、外来診察開始。夕方まで働いて、ゆっくり走る新幹線で帰京。目黒の自宅に夜十時着。

十一月十日（土）

羽田から飛行機。今日は札幌へ行く。「がんの子どもを守る会」の北海道支部結成四十周年記念会がある。駅前のビル地下「一粒庵」のチャーシュー味噌ラーメンで講演前の腹ごしらえをする。チャーシューの片面が味噌バターで炒めてある。美味。会の終了後、子ども達も一緒に打ち上げの食事。とうきび型のローカルなアイスクリームを半分分けてもらう。楽しかった。札幌泊り。

十一月十一日（日）

「はるにれの会」という素敵な名前の「子どもを亡くしたお母さん達の交流会」があった。先立たれて一か月という人もいる。みんなの話を聞いて、コメントを加える。やっぱり涙が出る。夕方の便で帰京。久しぶりに自宅で夕食。明日から二日間は東京にいられる。

十一月十八日（日）

河北町での診療のため、朝五時に起きて山形新幹線の始発に乗る。インフルエンザの予防注射が始まり外来は混む。日帰り。少々疲れた。

十二月一日（土）

日本小児血液・がん学会の中日。パシフィコ横浜で行われている。今日は来年（二〇一三年）の手帳を持ってきている。最近の手帳は十二月になったら使えるようになっていて、せっかちの私にはうれしい。空いた時間に古い方の手帳から予定を新しい手帳に書きうつす。もう一か月で、今年もおしまい。

十二月二日（日）

治って社会にはばたいているがんの子ども達のシンポジウムがあった。四十年前には全員亡くなっていた病気が八割以上も治る時代になったことを肌で感じる。ステージの上にあがって、みんなで宣言文を読み上げる彼ら一人一人に手が痛くなるまで拍手をした。帰りに横浜に住んでいる小澤美和先生から、

「おいしいパン屋さんのパンです。おやつにどうぞ」

というメッセージつきでパンを沢山いただいた。たまたま田舎の母（横浜生まれ、今はもうない横浜小学校で学んだ）から電話があったので、そのパン屋さんの話をしたら、

「あーら、懐かしいわ。小学校の先生の家が、そのパン屋さんだったのよ」

と言って喜んでいた。今から八十年ほどの昔の話だ。もちろん、その先生はもうおられないはず。

十二月七日（金）

人事課の高橋さん他一名が、定年退職の手続きについて説明に来てくれる。非常勤でも聖路加小児総合医療センター長のままにしておいてくれるらしい。

今夜は「がんの子どもを守る会」のソーシャル・ワーカーの樋口明子さんから友人と一緒に話を聞きたいというお誘いをうけて、八重洲ブックセンターの近くのインド料理の店に行った。

今夜はお酒は、ほんの少々だったが、カレーをたらふく食べた。洋、和、印の三夜連続の大ご馳走。体重に注意しなければならない。それとお腹回りにも。

十二月八日（土）

新宿住友ビルの朝日カルチャーセンターに対談をしに出かけた。お相手は日本赤十字看護大学の小池政行教授である。彼は戦争とか難民問題などに関わる人道支援の専門家だ。ちょうど、教室ぐらいの大きさの部屋にいっぱいの人が集まってくれて、「いのち」について、それぞれの立場から思いを述べた。話していて面白かったから、聴講した方々も、きっとそう思ってくださったろう。

十二月十三日（木）

私のサヨナラパーティーが、夜、ホテル・オークラであった。沢山のお世話になった方々が集まってくださった。人とのつながりが人生。

二〇一三年

一月二日（水）

満六十五歳になった。四十年九か月勤めた聖路加国際病院も本日で、めでたく定年を迎える。世の中は年始休みのまっただ中なので、昨年末に退職記念パーティーも記念礼拝も、やってもらった。あらためて、よく六十五歳まで元気でやってこられたものだと丈夫な体をくれた両親と、神仏に感謝しなければならないと心底思った。

今年の正月もふるさと山形は大雪である。

お年越しは子ども達も孫も全員、田舎に集合したので大にぎわいだった。昨日のうちに私のお誕生日祝いをして、今日の午前中の新幹線で、みんな帰った。それぞれが忙しい時の中にいる。私だけ明日からのご年始の挨拶廻りをすべく残った。

私がこの家で実際に産声をあげたのは、昭和二十三年一月二日夕方の六時半だったらしい。その時間に母と二人の夕食。「おめでとうございます」を言ってもらう。こんな静かな誕生日は生まれてはじめて。

一月七日（月）

七草。カミさんがいただいた春の七草でお粥を作ってくれた。長男のオヨメさんの家では毎年、川越の方まで若菜摘みに行くのが慣例になっているらしく、必ず前日には春の土の香りがいっぱいの七草をとどけてくださる。今年は孫も引き連れて出かけてくださったらしい。今年の冬は寒い。つくづく春が待ち遠しい。

一月八日（火）

甲府で日本小児科学会と日本小児科医会の合同地方会があり、講演をたのまれて出かけた。懇親会で、私の書いたものを中学一年の時に読んで小児科医になったという若い先生に出会った。彼女は今年の五月にお母さんになるのだとも話してくれた。中学生から高校受験、医学部受験、医師国家試験をパスして恋をして出産までが、十五年たらずの間にすんでしまうのだという当り前の事に感動してしまう。その間、私は私で仕事をしながらコツコツと原稿を書いてきたのだと思うと、不思議。

山梨医大小児科の杉田完爾教授とは、もう三十年のおつきあいになる。あちらは秋田の横手が故郷である。どこかで共通の血が流れているような気がする。酒を汲みかわしながら、そんな話になった。

一月九日（水）

院長から「特別顧問」「小児総合医療センター長」の辞令をいただく。非常勤ながら、まだ聖路加とは切れない。以前にイタリア人の老教授に「もうじき引退する」という話をしたら、その先生が即座に「医学は情の深い愛人と同じ、そう簡単には別れられない」とおっしゃったのを思い出した。

やっぱり、私はこの病院が大好きなのだと思う。まだつながっていると思うだけで嬉しい。チャペルに行って、しばらくお祈りをする。

一月十二日（土）

良いお天気。でも寒い。十時過ぎに病院に行く。トイスラーハウス二階のカーテンを開け、暖房を入れ、お客様を迎える準備をする。

一年ぶりのAさんご夫妻。五年ほど前に、お姉ちゃんを病院の小児病棟で亡くされ、それから数年後に弟さんを、また見送らなければならなかったご両親である。この前にいらしたのは、弟さんを亡くされて間もなくの頃だった。

小児科の心療科担当の小澤美和先生と二人で会う。お日様がいっぱい入って気持ちが良い。訪ねて来てくださることに、こちらから感謝したいのに、あちらから先を越されてしまった。

「あの子達二人の、親だったことの意味を、この頃、強く感じるようになりました」

お母さんが涙をいっぱい目にためて話してくださる。こういう人達がいて、私達は小児科医を続けることができるのだと深く思う。

二月三日（日）

昨日と今日の二日にわたって日比谷図書文化館地下一階のホールで「ヒューマンドキュメンタリー映画館　日比谷」が「細谷亮太特集」というイベントをやっている。毎月第一土曜日曜に良いドキュメンタリー映画を観る会が開かれているのだが、二月は私の定年退職を記念して特集を組んでくれたのである。昨日は『風のかたち』をやり、私のサヨナラパーティーの短いドキュメンタリーを観て、後輩の小児科医で現在東大寺福祉療育病院副院長の富和清隆先生とトークをやった。彼は東大寺の寮を使って難病の子とその親に素晴らしい思い出を作ってあげる「親子レスパイト」運動をしている。そのような施設こそが本当の子どものホスピスと呼ばれるものだという事を再確認した。ひき続きの今日は『大丈夫。―小児科医細谷亮太のコトバ―』の上映、私の現役最後の日を記録した超短編ドキュメンタリー「12・28」を観て、詩人の工藤直子さんとバイオリニストで作曲家の斎藤ネコさんと三人でトークとライブをやった。楽しかった。

二月七日（木）

週刊朝日が「トラベル・メーカー」というコーナーのための取材に来た。トラベル（旅行）に必ず携行するものについて話を聞かせてくれというので、祖父から中学生の頃にもらった『虚子編改訂新歳時記』を見せた。昭和十七年に印刷された、時代を感じさせる歳時記。裏表紙に幼い字で

「細谷亮太」と名前が書いてある。

歳時記は日本人のポータブル百科事典だと思っている。

二月九日（土）

聖路加の院内学会「聖ルカ・アカデミア」の日。特別講演には、作家の澤地久枝さんが来てくださった。ご自身の闘病体験をふんだんに入れて医療のあり方について、また、平和の大切さについてお話しなさった。今月初めの日比谷のイベントには二日間とも来て下さったので、お礼を申し上げに控室にうかがった。先年、うちの病院で亡くなられた小田実さんの話でもり上がって、お帰りのところをお引き止めしてしまった。戦争を知っている世代が平和憲法の重要性を説くことが大切と痛感。大体、説得力が違う。

二月十四日（木）

明日が「世界小児がんの日」らしい。このところ時々使わせてもらっている日比谷図書文化館でイベントがある。そのあとで浅草橋の「がんの子どもを守る会」の事務所で、なかなか治せなくなった難しい白血病の子のご両親から相談があるというので出かける。

本人は、もう十七歳で「十分にやるだけのことをやって来たので、もう治療は受けたくない」と主張しているらしい。わかってあげたいと思うお母さんと、まだ頑張らせたいお父さんと意見の調整が、なかなか難しく思えた。両方の気持ちが、痛いほどに伝わって来て涙が出そうになる。

三月六日（水）

今日も重役並みの出勤時間。九時過ぎに家を出て十時から勤務開始。定年で一応退任し非常勤の小児総合医療センター長となった後、今までと同じ七時半までにかけつけなければならないのは火曜日だけになった。病棟と外来を廻って、平穏であることを確認し、小児科の医局へもどる。東京小児白血病委員会の事務局が聖路加にあり、そこの事務局を担当している板垣香織さんが、アルバイトで私の秘書役も兼任してくれている。本日のスケジュールを彼女とチェックする。

以前はまる一日を使ってやっていた仕事が、開始が遅くなった分、午後の予定がつまってきた。しかし、これは仕方がない。朝、起きて、ゆっくりお茶を飲み、新聞に目を通すことのできる事の幸福を手に入れたのだから。

正午の約束で、育児書の改訂の相談に出版社の編集者が来る。その後、十二時半に院内学級の気の毒な状況を何とか良くしてあげようと努力してくれている都議会の議員にミニレクチャーをする。入院している子ども達にも、健康な子ども達と同様の学ぶ権利は保証されるべきなのに、それが全然うまく行っていない。今後、行政とどう交渉して行くべきかを相談する。一時半に近所のおそば屋さんでカレー南蛮そば、遅めの昼食である。ここで食べた方が、病院の食堂よりも時間がかからない。二時に今月の二十三日に新宿の高島屋でやる赤ちゃんフェアの打合わせに係の人が来た。三十分で終了。続いて山形新聞の東京支局長が県人会のお話をしに来る。少し時間に余裕ができただろうから参加してはどうかという社長からのメッセージ。高校の同級生が、いつの間にか地元の新聞社の社長になっている。承知しておいた。四時からは病院の管理協議会。一番大切な会議なので、これだけはまだ、出席している。先輩の年寄連中と一番後席にすわる。

今日は特にバタバタした日だった。夕方、六時から銀座の寿司屋で、長い間お世話になった先輩の事務方の退任祝いをした。小さな会、総勢三人。楽しかった。

ところでこの寿司屋は、私の伯父が長いことヒイキにしていた「二葉鮨」という店で、小学生の頃から東京に遊びに来ると連れて来てもらっていた。そんなわけで五十年以上のナジミということになる。伯父も、私が可愛がってもらった親方も亡くなって、ずい分と時が経った。昔と変わらない味でお鮨を握ってくれている今のご主人が赤ちゃんの頃を知っているのだから、私も年をとった。五代目だそうだ。

三月九日（土）

明日、高松にある「げんき保育園」で、映画『大丈夫。』の上映とトークの会があるので、夕方の飛行機で現地入りする。久しぶりに、昔、順天堂で小児がん治療のチーフだった石本浩市先生と今晩、飲む約束をしている。彼は故郷の高知、南国市で「あけぼの小児科」という素敵な名前のクリニックをやっている。もう十年ぐらいにもなるだろうか。小児がんの子ども達のキャンプ、スマートトムンストンの大切な同志。ストンは石本の石に由来している。奥さんが若年性認知症になり、とても介護をしながら、地域医療に尽力してきた。私が先に店についていて、彼を迎える形になった。とても元気で安心した。奥さんも施設が気に入って落ち着いておられるらしい。カウンターで、しみじみ話しながら、ずいぶん沢山、酒を飲んだ。帰り際に施設を訪ねた際の映像をスマートフォンで見せてもらった。後ろ向きの彼女に石本先生が声をかける。振り向いて、この上なく嬉しそうな笑顔を見せる奥さん。こちらまで幸福な気持ちになる。最近、『夜と霧』というナチスのユダヤ人収容所での体験記を書いた精神科医のフランクルが、また、注目されているようだが、昔、習った「それでも人生にイエスと言う」という彼の言葉を思い出した。気持ち良く酔った。

三月十五日（金）

横浜で日本循環器学会があり招ばれて出かける。「わが国の小児心臓移植」の現状とこれからについてのシンポジウムがある。臓器移植法が改められ、施行されて二年余りが経つ。心臓を提供したいと申し出た場合のみ、法的脳死判定が行われ、脳死の患者さんから動いていた心臓が取り出され、心臓移植を待っている患者さんのもとに運ばれる。新しい法律の下で、現在までのところ、わが国で行われた小児脳死臓器移植は二例だけである。この数が、心臓移植の抱える様々な難しさを如実にあらわしている。シンポジウムの中で、私の役割は日本小児科学会の立場を説明する事だった。

この治療技術の進歩の重要性を認識した上で、すべての子ども達とその家族が納得できるような関わりをしていくというのが、今のところの小児科学会の総意である。やれるから、すぐにやるというのでは、また、新たな悲しみを作り出すことになってしまう。

医学だけではなく、科学のどの領域においても、今こそ、その事を落ち着いてよく考えなければならない。

四月三日（水）

今朝の腫瘍カンファランスは小児科の担当で難治性の横紋筋肉腫の中でも、とりわけ面倒な種類のものが赤ちゃんの顔の真ん中に出来てしまった症例が検討された。抗がん剤も放射線療法も外科の技術も、こんなに進歩しているのに、その知恵をあざわらうように隙間をぬって少しずつ大きくなっている。

みんなで力を合わせて闘うしか方法はないのだが……。悲劇的な事象は常に起る。

昨日も、ひとつ治療に行きづまってしまった中学生の白血病の相談があった。若い人の白血病は八割から九割が治癒する時代と言っても、一、二割の子は治らずに亡くなってしまう。生き物なのだからとは思っても、親にしてみたら、そう簡単に諦めるわけにはいかない。

本人の立場を一番に、次に親の気持ちを大事にして、じっくり話し合いにつき合う。ずいぶん、上手に共感できるようになったように、われながら思う。ただ、あとにどっと疲れが残る。一生懸命、エネルギーを使って共感しているのだと思い、諦めることにしている、

昨日、今日のくたびれのせいか、夜の札幌までのフライトは爆睡。札幌泊。

四月四日（木）

私たちの「難病の子ども達の夢のキャンプ、そらぷちキッズキャンプ」のある滝川市まで朝の列

車に乗る。俳優の故ポール・ニューマンが創設したキャンプ場チェーンの本拠地が米国コネティカットにある。その仲間に入れてもらってから正式オープンしようとの計画があるため、施設を使ってのトライアルキャンプは何回かやっているものの、手続きの上でまだもたついている。

今回は、文化の違いをどうクリアするか、その他の問題について、現地のスタッフと相談をしに来たというわけ。滝川には、おいしいスープカレーのお店があり、昼食を楽しみにして来たのだが定休日だった。

会議を終え、スタッフと一杯やって、夜の列車で新千歳空港へ、そして日付が変わる前に何とか目黒の家にたどり着いた。

四月九日（火）

カルテを使っての朝の回診に顔を出す。隠居という立場は、なかなかに難しい。一番後席に居て、話を聞くことに徹することにしている。

今日は自分の身体のメンテナンスの日。午前中、膠原病内科の岡田正人先生を受診。抗炎症剤のおかげで持病による筋肉の痛みは楽になって来ているのだが、少し強めの薬なので腎臓に害が及んでいない事を定期的に血液検査でチェックしてくれている。指関節の超音波の検査も。

間に人と会う仕事を二つはさんで、夕方四時からは次のメンテナンスである歯科受診。病院の隣の聖路加ガーデン一階の馬見塚先生のクリニックへ行く。

患者になってみることは医者にとって大事な経験だとよく言われるが、少しずつ手を加えていかないと人間の身体が、なりたっていかないものだという事を自覚するのは、人として重要な経験だと、この頃、痛感する。

夜は、精神的なケアのために友達二人と少しぜいたくに美味しいお酒を飲んだ。

四月十七日（水）

虎の門にあるラジオ日経のスタジオに行く。ここは昔、日本短波放送と呼ばれていた放送局である。わが日野原重明理事長が週に一回、パーソナリティをする番組を持っておられるのを今回初めて知った。年に一回は一時間の対談を組むらしく、なんと私が、お相手をつとめることになった。同じ病院の中で、すれ違いざまにご挨拶することはあっても、じっくりサシで一時間お話などするのは初めての事である。面白かった。先年他界した私の父より一歳年長の日野原先生が健やかでおられることに何よりも敬意を抱く。そのうちに編集の上放送されるらしい。

五月八日（水）

午前中は、自宅の隣に借りた仕事場で〆切の過ぎた俳句の原稿を整える。お昼に病院へ顔を出し、二時からは校医として学習院初等科の保健室へ。まだ、ここにはスクールカウンセラーがいない。担任の先生に話すような事柄ではないし、病院の小児科に相談した方が良いのかどうかもわからないという種類のご父兄の悩みを養護の先生と一緒に聞く。聞いてもらうだけでも、親の気持ちが楽になるのは経験しているからよく判る。一時間ずつ二組の相談にのり、また病院へ帰る。

今年の十月に大磯小学校で子ども達に話をすることになっている。夕方、ご丁寧に校長先生が打合わせに見えた。

夜は小児科医会の有志で「新橋の焼鳥を楽しむ会」があった。慈恵医大出身の先生が四十年以上ヒイキにしているお店を紹介したいという事で八人が集まった。話題は「不整脈」。それぞれが自分の「不整脈」自慢をして酒を飲むという何とも不思議な会になったが、そこはプロなので、結構盛りあがり楽しかった。

五月十日（金）

昨日と本日の未明、四時から、それぞれ一時間ほど、NHK「ラジオ深夜便」で「これまでとこれから」のような話をした。誰も聞いていない時間だと思っていたが、ずいぶん各方面の人から「聞いたよ」との連絡をいただいてびっくりしてしまった。

今日は南相馬に「元気になろう」とエールを送りに行く。毎日新聞が手伝ってくれて、映画『大丈夫。』の上映とトークをする。大震災後は二度目の訪問だが、情況はほとんど変わらず町に子ども達の姿は、ほとんど見えない。お昼に市内で小児科を開業しておられた平田慶肇《けいいち》先生の診療所をお訪ねする。先生は、聖路加の新生児科の平田倫生《みちお》先生のお父様。大震災をきっかけに閉院なさって、今は時々市立病院のお手伝いをしておられるとの話だった。死ぬまで働いた私の父の事を思い出した。

「ご自分の時間、奥様との時間ができたのは不幸中の幸いかもしれないですね」

などと通りいっぺんの事しか言えない。当り前の事だが、原発事故の影響は、甚大である。

六月六日（木）

午前中は病院で雑務をする。久しぶりに病棟をひと回り、六階の屋上庭園へも行ってみる。プロ野球の選手が解説者になり、球場へ出かけるレポートをテレビでよく見かけるが、あんな感じ。病棟の連中は、一応、愛想良く挨拶はしてくれるが、一緒にプレーする仲間としては、もう認められていない。少しさびしい。でも、フリーパスで球場に入れるのだから、まあ、いいか。屋上の芝に捩花《ねじばな》が丈を伸ばし風に揺れながら小さな花をつけていた。

この花は文字摺草とも、「もじずり」とも呼ばれる目だたない草花で、芝地や田の畦などにも自生し、この季節に、ほっそりとした一本の茎の上部にらせん状に小さな淡紅色の花をならべる。何回ぐらい捩れるのが標準なのだろうと思って、数えてみたら、大方が五回だった。そこで一句、

捩花の五回捩れて空は青　　　喨々

昼過ぎに麴町の文藝春秋へ出かけ、「現代医療の限界について」というテーマで鼎談。私が真中の年齢で、先輩は心臓外科医で元東大教授の渥美和彦先生、若い方は北海道で活躍中の地域医療専門の村上智彦先生。面白く話ができた。渥美先生が、漫画家の手塚治虫さんと旧制中学の同級生で、あの「お茶の水博士」のモデルであることを何かで読んだことがあったので、『鉄腕アトム』

づけてしまったらしく見つからず、計画は失敗に終わった。

を一冊持って行って、お茶の水博士の登場する頁にサインをもらおうと思ったのだが、どこかに片

六月八日（土）

四月から、日曜と月曜に、山形県河北町にある祖父、父がやってきた細谷医院で診療をしている。その結果、週に二日は朝、昼、晩と母が腕によりをかけて作った食事をおなか一杯食べる事になった。そしたら、なんと体重が週明けの火曜日には二キロも増えていることが判明。軽いジョギングを再開することにした。土曜日には元の体重にもどして、母のご馳走攻勢に備えるのである。

六月九日（日）

小児病棟で頑張ってくれた薬剤師、渡辺静さんの結婚式が芝のプリンスパークタワーであった。実は今日、年に一度の「がんの子どもを守る会」の総会があり、かちあってしまった。どちらも欠席できず、梯子をすることにした。

祝辞を述べて大体お開きに近い午後三時頃に失礼してタクシーで飯田橋のレインボーホールにむかう。なんとか、グループ別の相談会に間に合った。私の担当は「最近、お子様を亡くされたご両親」からなるグループ。話にひき込まれて涙が止まらなくなる。がんの子ども達の多くが治癒するようになったので、以前に比べたら、このグループに参加する親御さんの数は少なくなるはずなのだが、かえって少し増えて、かつ、それぞれの悲しみが厳しくなってきていることに気づく。そば

に悲しみを分かち合える人が少なくなって来ているということなのかもしれない。
今日は、山形は休診。明日は診療所を開けなければならないので、夜、仙台経由で山形へ向う。

六月二十一日（金）

朝九時から三時間の特別講義を信濃町の慶應義塾大学医学部でやった。薬理学の安井正人教授が、聖路加の小児科の後輩にあたり、ここ何年か、「医学概論」の様な授業をさせてもらっている。「プロフェッショナル」とは何なのか、「いのち」とは、人間にとって健康とは等について医学生向きの話をした。長い時間なのに、学生諸君はよく、ついて来てくれる。終了後、何人かの学生が質問をしにくる。そのうち一人が、あとで読んで下さいと自分の名刺の裏にメモを書いて置いて行った。「久しぶりに大学に出て来て、とても良い講義を聞きました。違う学部から医学部に進んだ者として、将来に希望が持てました」というような事だった。嬉しかった。一日、ずっと雨。床につくときになって、今日が夏至だった事を知る。また、一句、

知らぬまま夏至の一日を暮しけり　　哓々

（初出「ゆうゆう」〈主婦の友社〉二〇一一年四月号～二〇一三年九月号より抜粋）

あとがき

小児科医になってから四十年以上の月日が終わった。その間に沢山の子ども達と、その家族の方々と出会い、多くの事を教えてもらい、いろいろと感ずることができた。

それらを、私は折々にコラムやエッセイに書き、俳句を作ってきた。読み返すたびに、懐かしい思い出として、その時のことが浮かんできて、いただいたご縁に感謝しなければならないと心の底から思う。

そのご縁とは別に、私を一人前の小児科医にしてくれた師と呼ぶべき人が少なくとも三人おられる。そして俳句の師が一人。私は、その方々の弟子である。感謝の気持ちをこめて、弟子にしていただいた年代順に書いてみる。

まず俳句の師匠の石川桂郎先生。私は昭和四十三年に桂郎主宰の俳誌「風土」に投句を始め、二年後に同人にしてもらった。翌年、医学部六年の春に、毎日新聞俳句欄の特別企画〈師弟競詠〉に師の桂郎と共に登場させていただく。

「俺は桂郎の弟子になった」

と思うことができた。桂郎は横光利一、永井龍男などに可愛がられ短篇小説も優れたものを書いた。

俳壇では酒癖の悪い風狂との評判が定着していたが、私達、若い弟子には本当に良き師であった。食道がんのため昭和五十年、聖路加国際病院で逝去された。

次に聖路加の小児科部長山本高次郎先生、西村昴三先生。山本先生はフランスで小児科を学ばれ、一方、西村先生はバリバリのアメリカ帰りだった。

山本先生は小児科学の他に文学への造詣が深く、学生時代は木下杢太郎に近かったようだ。『星の王子さま』（サンテグジュペリ）の解説を何度か興味深く聞いた。西村先生は驚嘆に値する米国通で、私のテキサス大学M・D・アンダーソン病院での生活は、すべて西村先生のおかげで実現した。そして、この本の本文中にも書いたM・D・アンダーソン病院のストウ博士。日本の小児がん治療学の大恩人でもあるストウ先生は、ルーツが福島。日系の二世で、戦争のために大変なご苦労をなさって小児科医になり、戦後すぐに、広島と長崎で原爆被爆後の調査に従事され、小児がん専門医となったあとも、マーシャル群島の子ども達の被爆について調べられた。シェル・コレクター（貝殻の蒐集家）としても、人に知られた存在だった。

この三人の小児科の師のうち、二人はもう此の世にはおられない。ストウ先生は肺がんで三十年ほど前に、山本先生は老衰で昨年の暮れに亡くなられた。

師事とは、先生として尊敬し、弟子としてその教えを受けることだが、それとは別に私淑という言葉がある。「私」はひそか、「淑」はよしとする意と辞書にあり、その人の弟子となり直接教えを受けることはできないが、ひそかに尊敬し、模範として学ぶことである。

私が私淑した方として、聖路加国際病院の精神科部長をしておられた土居健郎先生をあげたい。

名著『「甘え」の構造』を書かれた。土居先生も先年亡くなられた。彼はエッセイ集に『時のしるし』というタイトルをつけた。新約聖書の中の「あなたがたは空の模様を見分けることを知りながら、時のしるしを見分けることができないのか」(「マタイによる福音書」第十六章)によるらしい。

私は異教徒(仏教徒)ながら、ミッション系の病院で働かせていただいた。美しい日本の四季のうつろいの中、子どものかたわらに身を置いているうちに長い時間が経った。

ご縁をいただいた多くの方々の生きたという証、そして時のしるしを私の拙い文章を通して感じとっていただけたら、この上ない幸せである。

初出の際に関わってくださった編集の諸氏、出版をすすめてくださった白水社の和気元さんに感謝申しあげる。

平成二十六年旧暦元旦

自宅書斎にて
細谷亮太

著者略歴
一九四八年山形県生まれ。
東北大学医学部卒業後、聖路加国際病院小児科レジデント、米国テキサス大学M・D・アンダーソン病院クリニカル・フェロー、聖路加国際病院小児科部長、副院長を経て現在同病院特別顧問、小児総合医療センター長。俳号亮々。
主要著書
『パパの子育て歳時記』『川の見える病院から　がんとたたかう子どもたちと』『小児病棟の四季』『医者が泣くということ』等多数。句集に『桜桃』『二日』。

いつもこどものかたわらに

二〇一四年二月一五日　印刷
二〇一四年三月一〇日　発行

著者 ©　細《ほそ》谷《や》亮《りょう》太《た》
発行者　及川直志
印刷所　株式会社理想社
発行所　株式会社白水社

東京都千代田区神田小川町三の二四
電話　営業部〇三（三二九一）七八一一
　　　編集部〇三（三二九一）七八二一
振替　〇〇一九〇―五―三三二二八
郵便番号一〇一―〇〇五二
http://www.hakusuisha.co.jp
乱丁・落丁本は、送料小社負担にてお取り替えいたします。

松岳社株式会社青木製本所

ISBN 978-4-560-08348-2

Printed in Japan